인지 저하 예방에 도움이 되는 인지훈련 프로그램

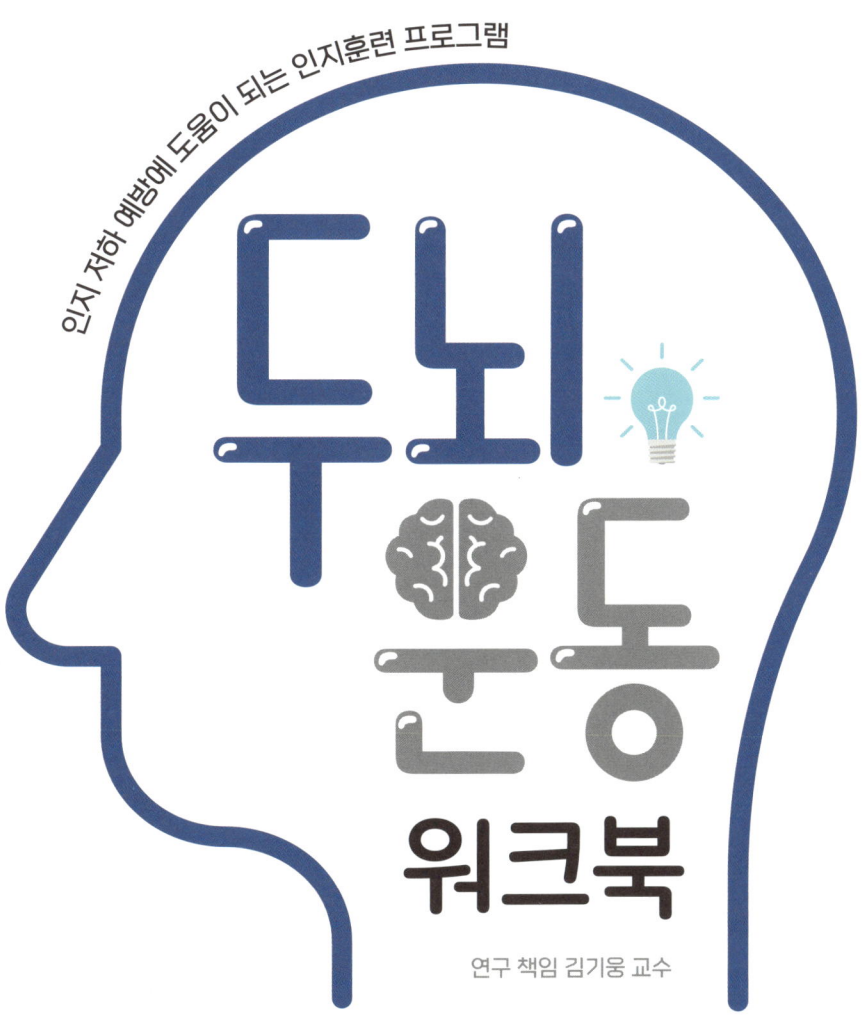

두뇌운동 워크북

연구 책임 김기웅 교수

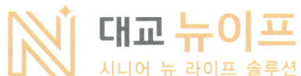

김기웅

현 서울대학교 의과대학 정신과학교실 교수
현 서울대학교 자연과학대학 뇌인지과학과 교수
전 보건복지부 중앙치매센터 센터장 / 국가치매관리위원회 위원
전 보건복지부 국가치매연구개발위원회 위원

인지 저하 예방에 도움이 되는 인지훈련 프로그램
두뇌운동 워크북

초판 1쇄 발행	2021년 4월 30일
5쇄 발행	2023년 12월 15일
발행처	㈜대교뉴이프
발행인	강호준
등록일자	2023년 6월 30일
등록번호	제2023-000055호
주소	서울특별시 관악구 보라매로 3길 23
고객상담실	080-868-0808
ISBN	979-11-983-8346-4

Copyright ⓒ 2023 by DaekyoNewif Co., Ltd

※ 대교뉴이프는 대교의 시니어 라이프 솔루션 브랜드입니다.
※ 이 책은 저작권법에 따라 보호받는 저작물이므로, 이 책에 실린 내용의 무단 전재와 무단 복제를 금합니다.

최근 기억력이 크게 불편하지는 않지만, 인지 저하를 염려하여 검진과 함께 예방법을 상담받고자 병원을 찾는 분들이 늘고 있습니다. 지금 같기만 해도 괜찮을 텐데, 혹시 점점 기억력이 떨어져 자식들에게 짐이 되면 어쩌나 걱정이 된다고 하십니다.
인지 저하가 생길 위험의 40%는 스스로 조절가능한 요인들이라서 무엇보다 건강한 생활습관이 중요합니다. 그중 하나가 뇌의 예비용량을 충분히 키워 두는 것입니다. 뇌의 예비용량은 꾸준한 두뇌 활동을 통해 키울 수 있습니다.
평소 조금씩 관심 두고 노력한다면, 인지 저하에 대한 염려는 기우가 될 수도 있습니다.

서울대학교 의과대학 / 분당서울대학교병원 정신건강의학과 김기웅 교수

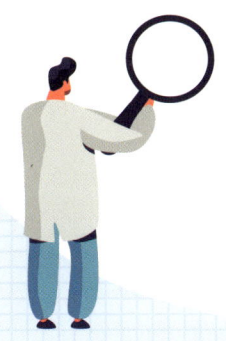

목차

● 색 구별하기 7
　다른 모양 찾기 9
　숫자 연결하기 12
　비밀번호 외우기 13
　기억하기 17
　연결해 보기 19
　모양 합치기 21
　색칠하기 23
　따라서 그리기 24
　단어 찾기 25

● 색 구별하기 27
　비밀번호 외우기 29
　기억하기 33
　이야기 계산 35
　순서 찾기 37
　동시에 그리기 39
　길 따라가기 41
　화살표 따라가기 42
　회전한 그림 찾기 43
　따라 쓰기 45
　숫자 연결하기 47

● 모양 찾기 49
　전화번호 외우기 51
　색 구별하기 55
　숫자 연결하여 색칠하기 56
　기억하기 57
　순서 찾기 59
　연결해 보기 61
　낱말 만들기 63
　색칠하기 65
　따라서 그리기 66
　단어 찾기 67

- 다른 모양 찾기   69
  - 기억하기   73
  - 색 구별하기   79
  - 숫자 연결하여 색칠하기   80
  - 연결해 보기   81
  - 동시에 그리기   83
  - 모양 합치기   85
  - 길 따라가기   87

- 기억하기   89
  - 순서 찾기   95
  - 화살표 따라가기   97
  - 낱말 만들기   99
  - 따라 쓰기   101
  - 색칠하기   103
  - 따라서 그리기   104
  - 길 따라가기   105
  - 모양 찾기   106
  - 단어 찾기   107

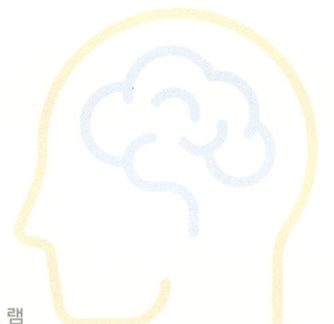

인 지 저 하 예 방 에 도 움 이 되 는 인 지 훈 련 프 로 그 램

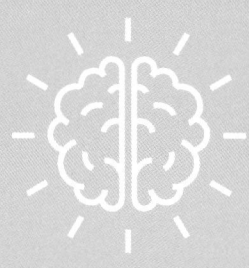

독서, 퍼즐 맞추기와 같이 머리를 쓰는 뇌 활동을

꾸준히 하면 뇌세포를 연결하는

고리가 튼튼해져서 뇌 건강에 도움이 됩니다.

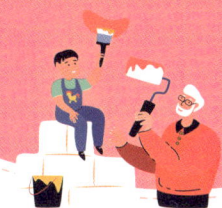

색 구별하기

나뭇잎이 모두 같은 색깔인 것처럼 보이나요? 자세히 보면 한 개의 잎은 다른 색깔입니다. 색깔이 다른 것을 찾아 번호를 써 보세요.

(　　　)

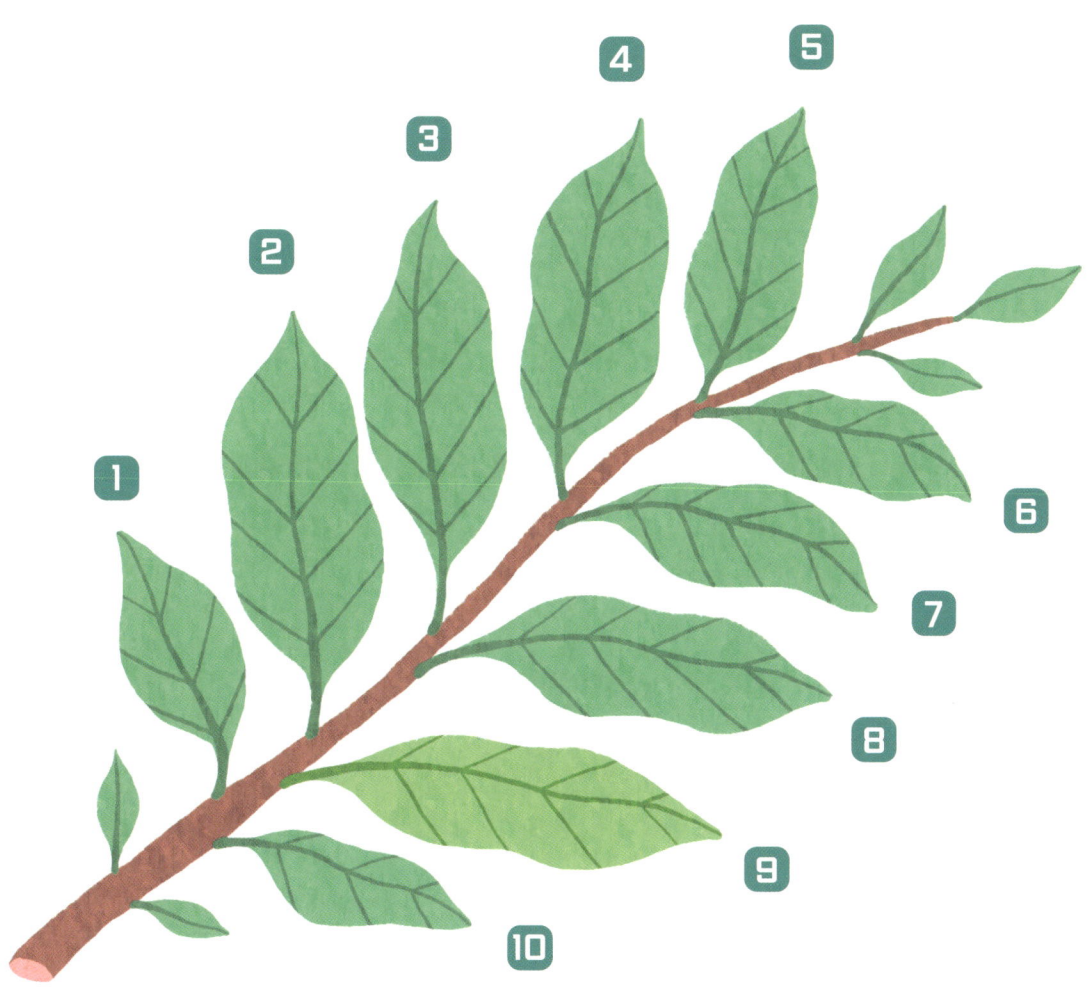

색 구별하기

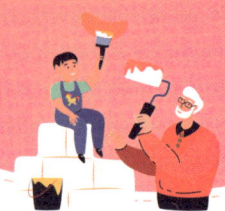

모두 같은 색깔의 신발을 신은 것처럼 보이나요? 자세히 보면 한 명은 다른 색깔의 신발을 신었습니다. 색깔이 다른 신발을 신은 사람을 찾아 번호를 써보세요. (   )

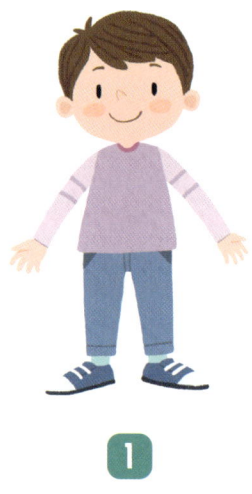
1

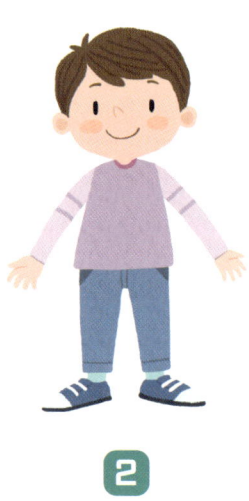
2

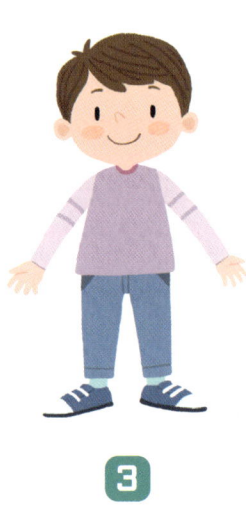
3

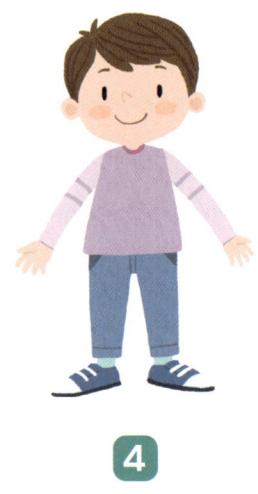
4

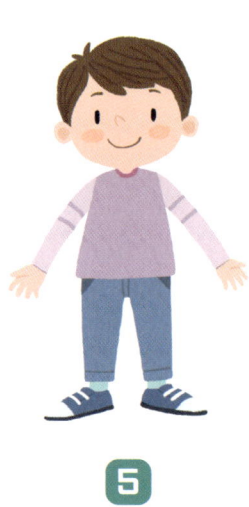
5

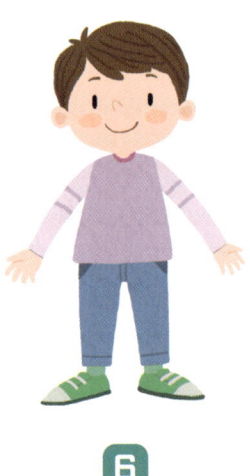
6

다른 모양 찾기

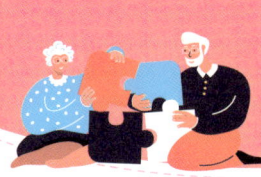

🧠 이불에 곱게 수 놓인 자수 문양입니다. 문양이 다른 것을 찾아 번호를 써 보세요. (　　　)

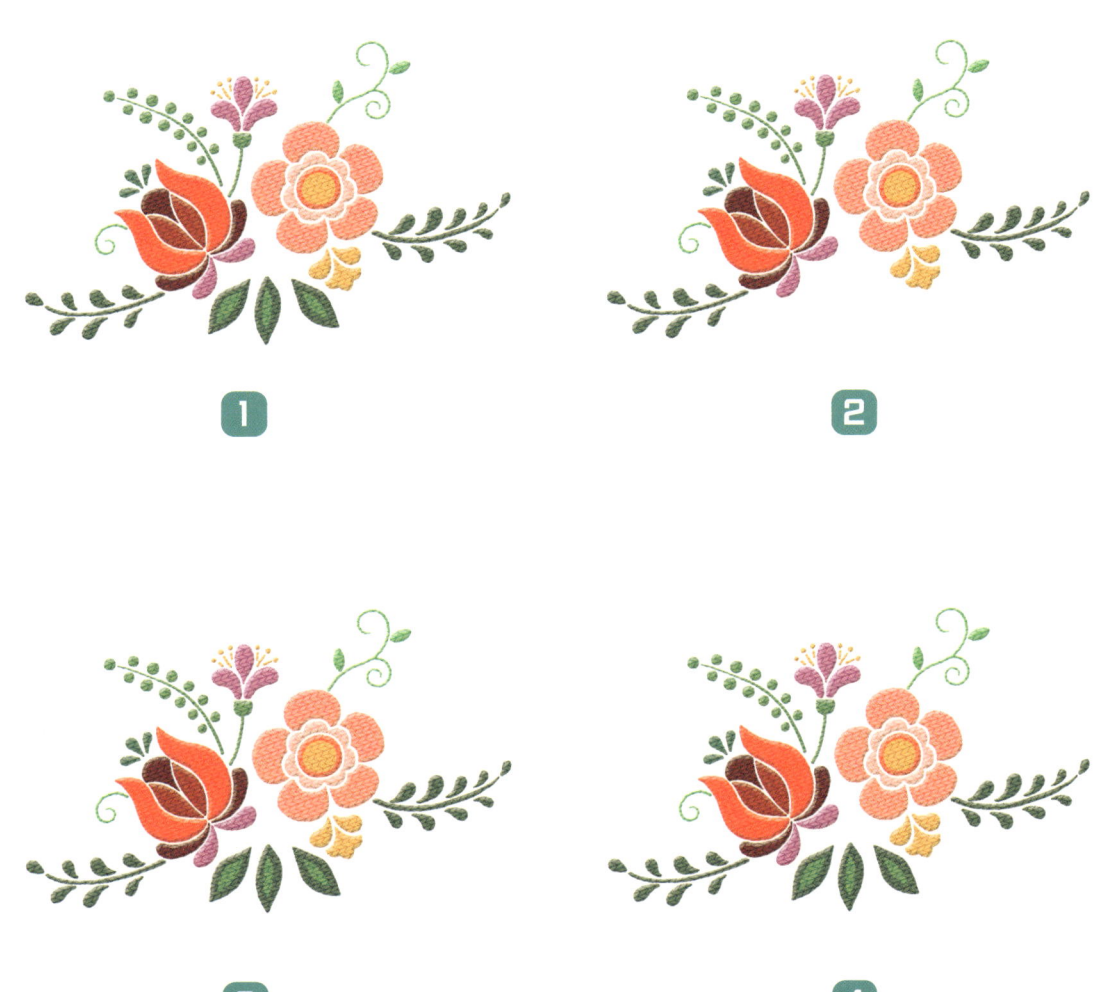

다른 모양 찾기

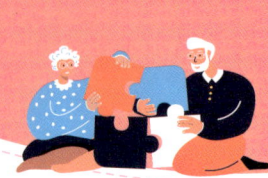

🧠 아름다운 꽃무늬입니다. 무늬가 다른 것을 찾아 번호를 써 보세요.

(   )

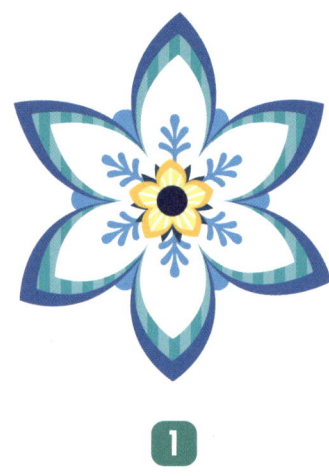

1

2

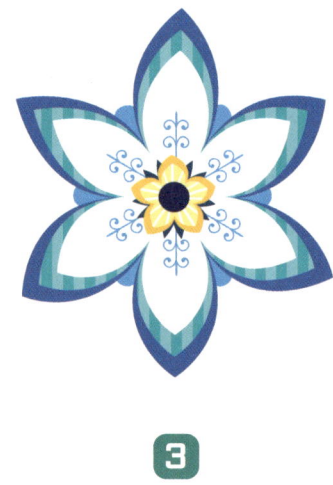

3

4

다른 모양 찾기

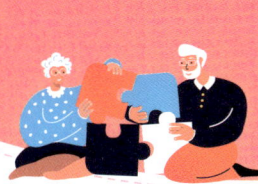

🧠 사람들이 요즘 즐겨 신는 신발입니다. 굽이 높지 않아 편안하다고 합니다. 모양이 나머지와 다른 것을 찾아 번호를 써 보세요. (　　　)

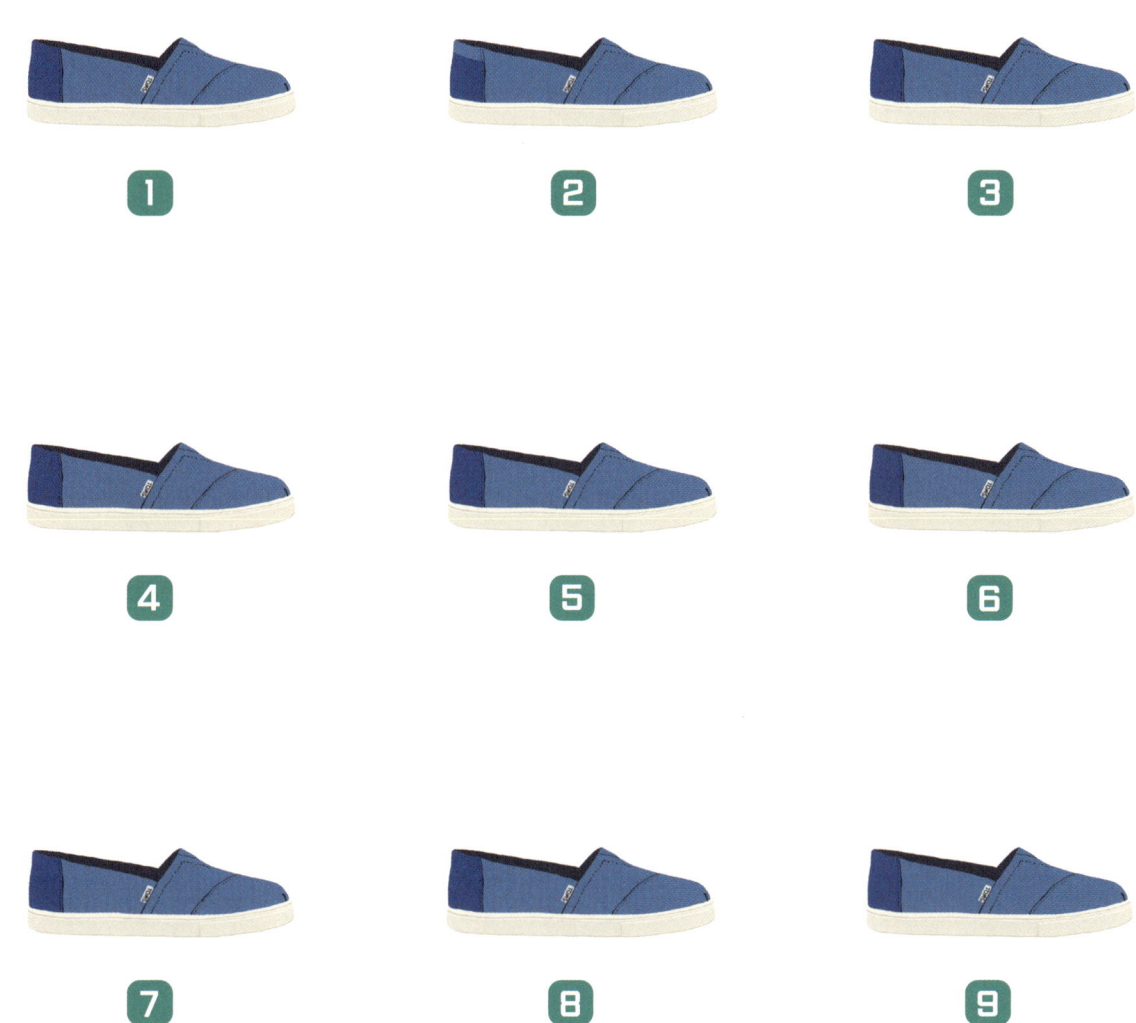

숫자 연결하기

어떤 모양일까요? 1부터 50까지의 수를 순서대로 연결해 모양을 완성해 보세요.

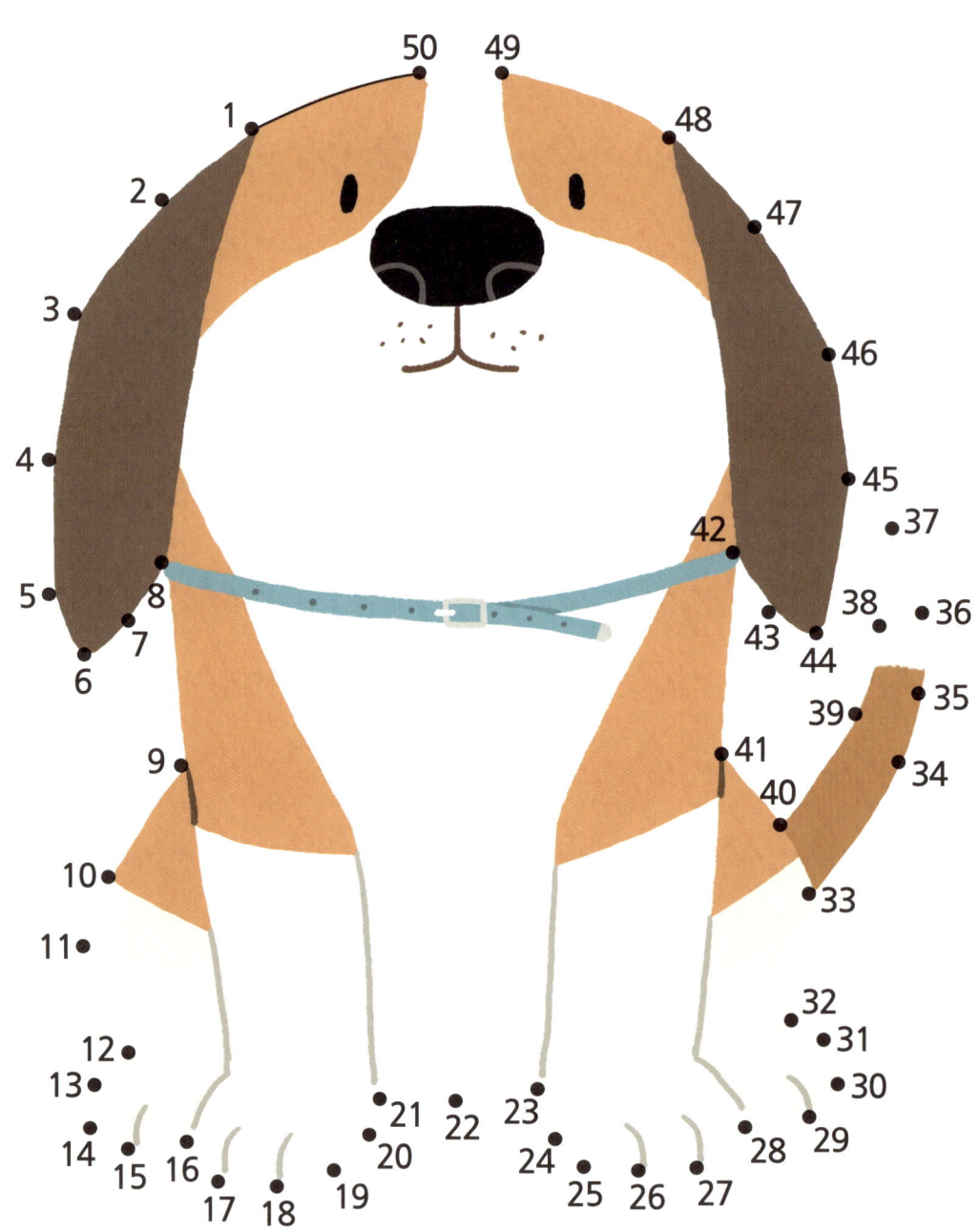

비밀번호 외우기

다음은 최원정 씨의 통장 비밀번호입니다. 원정 씨의 통장 비밀번호를 외워 보세요.

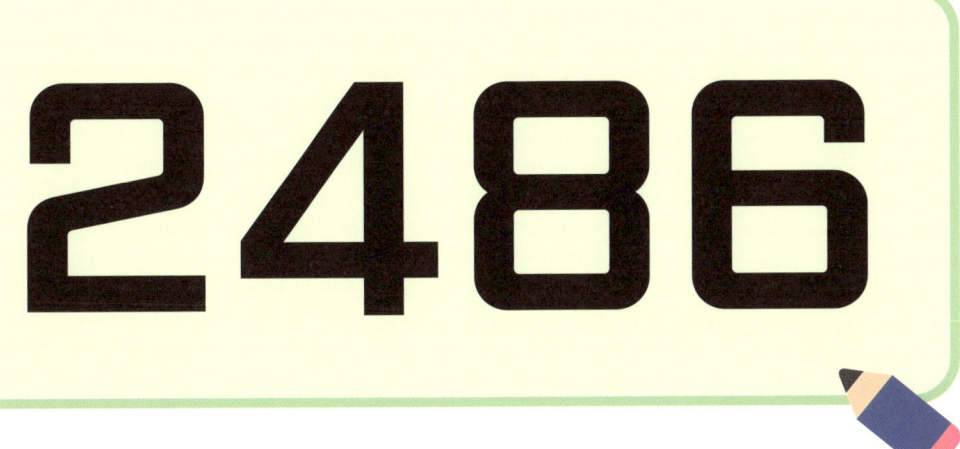

비밀번호 외우기

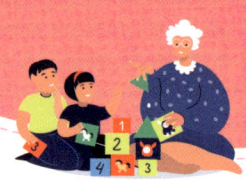

앞에서 본 원정 씨의 통장 비밀번호는 무엇인가요? 기억을 떠올려 다음 빈칸에 써 보세요.

비밀번호 외우기

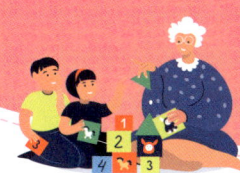

최원정 씨의 통장 비밀번호는 2486입니다. 보기 와 같은 방법으로 원정 씨의 비밀번호를 외워 보세요.

보기

숫자를 잘 기억하기 위한 방법으로 숫자의 위치를 선으로 나타내어 외우는 방법이 있습니다. 다음 그림과 같이 숫자의 위치를 차례대로 연결한 빨간색 선을 외우면 됩니다.

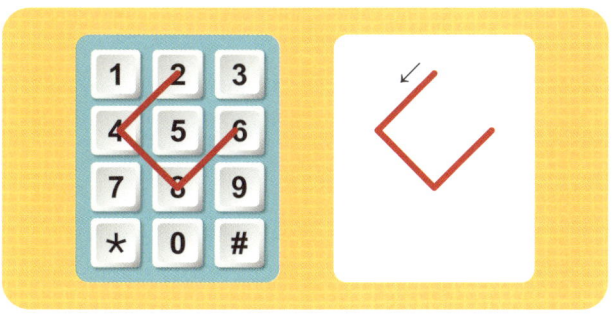

원정 씨의 통장 비밀번호 2486을 차례대로 연결한 선을 그려 보세요.

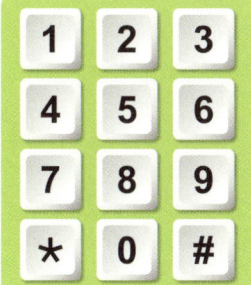 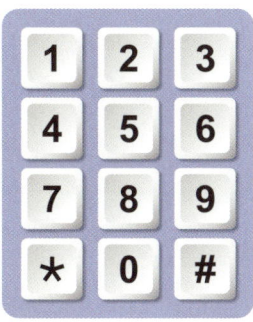 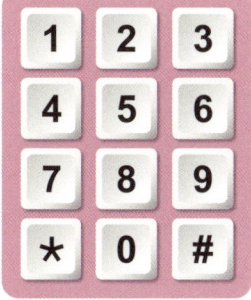

비밀번호 외우기

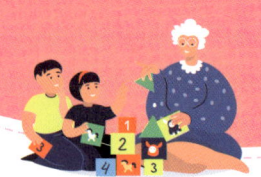

앞에서 본 원정 씨의 통장 비밀번호는 무엇인가요? 기억을 떠올려 비밀번호를 차례대로 연결한 선을 그려 본 후, 빈칸에 비밀번호를 써 보세요.

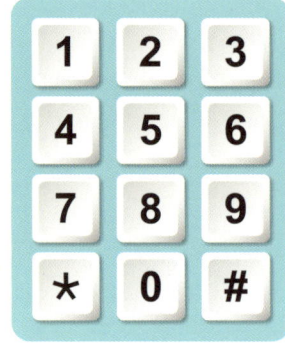

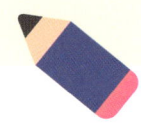

기억하기

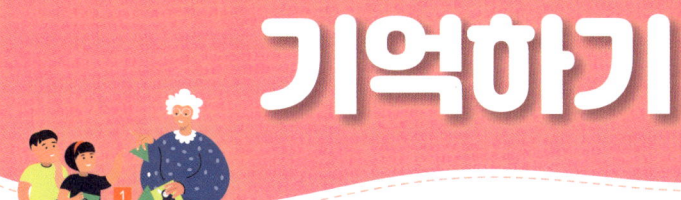

🧠 제진 씨는 어제와 오늘 마트에서 다음 그림과 같이 서로 다른 물건을 샀습니다.

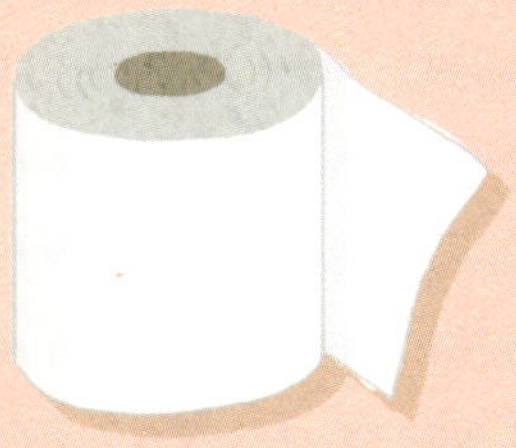

휴지 　 종이컵	제진 씨는 어제 휴지와 종이컵을 샀습니다.
은박지 　 쓰레기봉투	제진 씨는 오늘 은박지와 쓰레기봉투를 샀습니다.

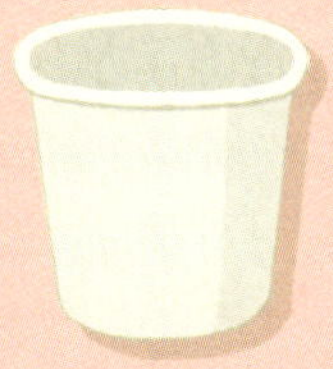

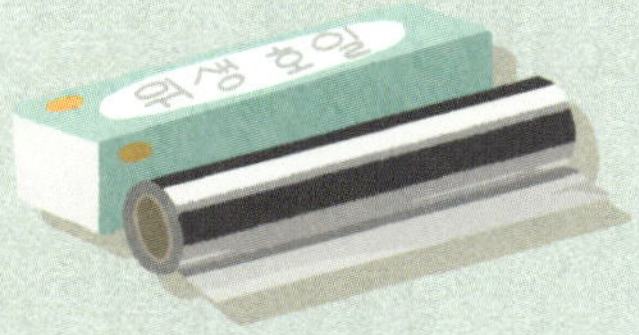

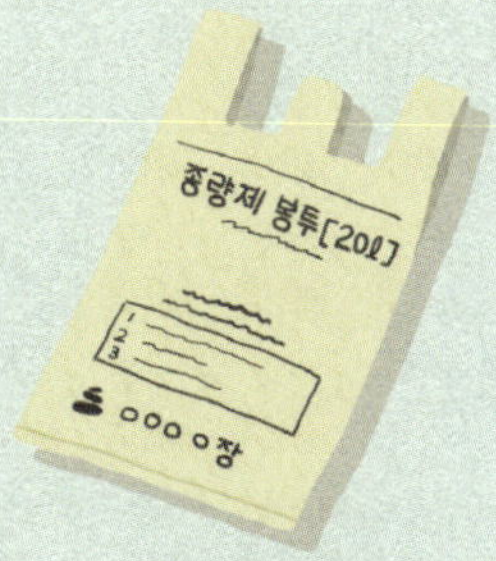

제진 씨가 어제 산 물건은 기억하지 마시고,
제진 씨가 오늘 산 물건만 기억해보세요.

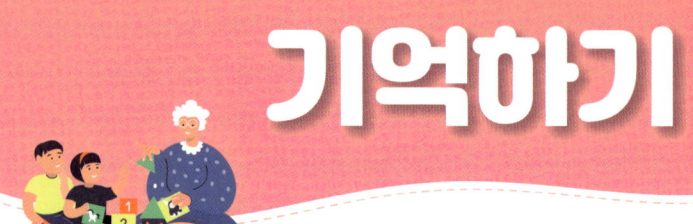

기억하기

 제진 씨가 오늘 마트에서 산 물건 두 가지가 무엇인지 빈칸에 써 보세요.

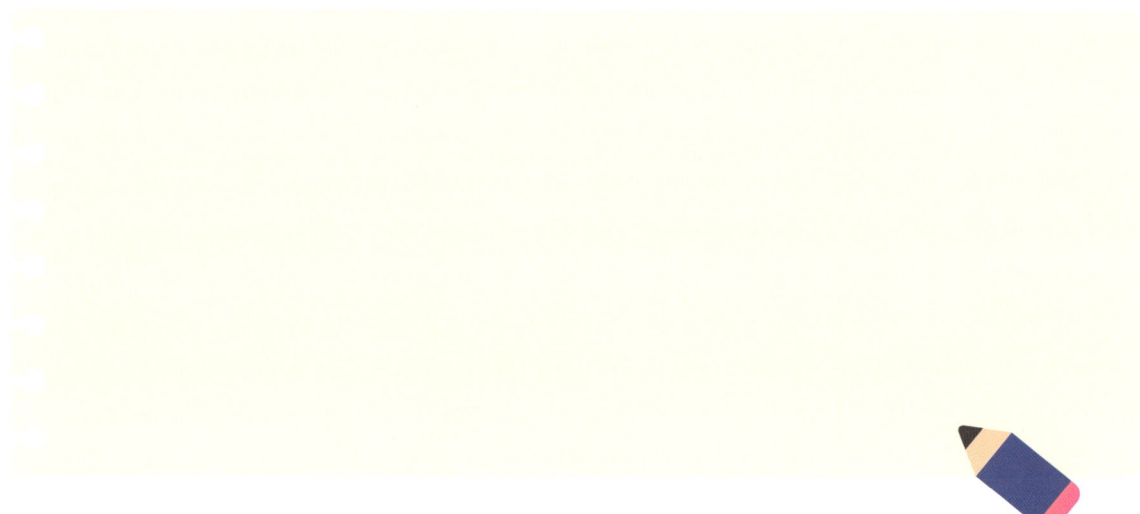

연결해 보기

🧠 보기 와 같은 방법으로 곤충과 새를 번갈아 가며 선으로 연결해 보세요.

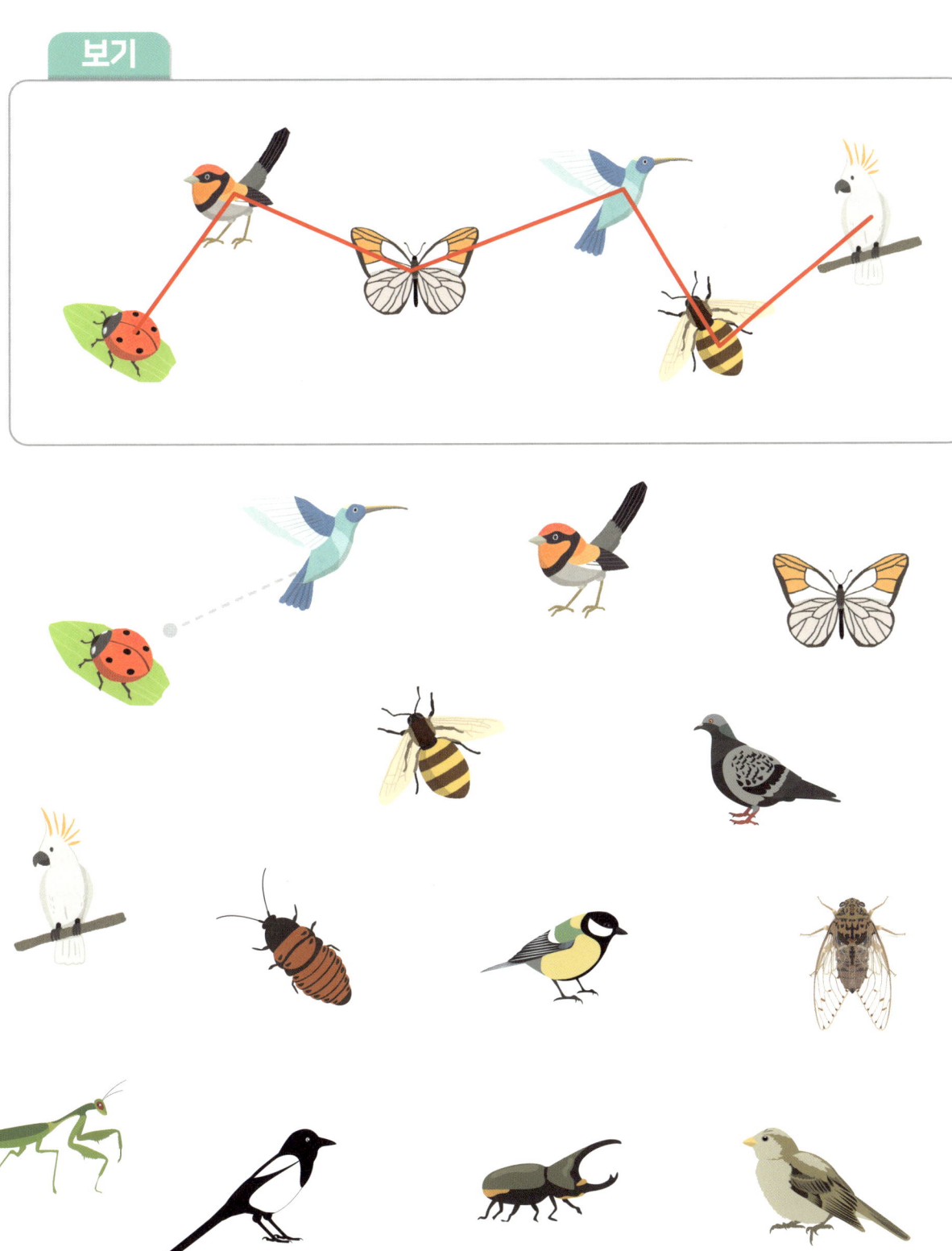

연결해 보기

우리 주변에서 자주 볼 수 있는 음식들과 가전제품들입니다. 음식과 가전제품을 번갈아 가며 선으로 연결해 보세요.

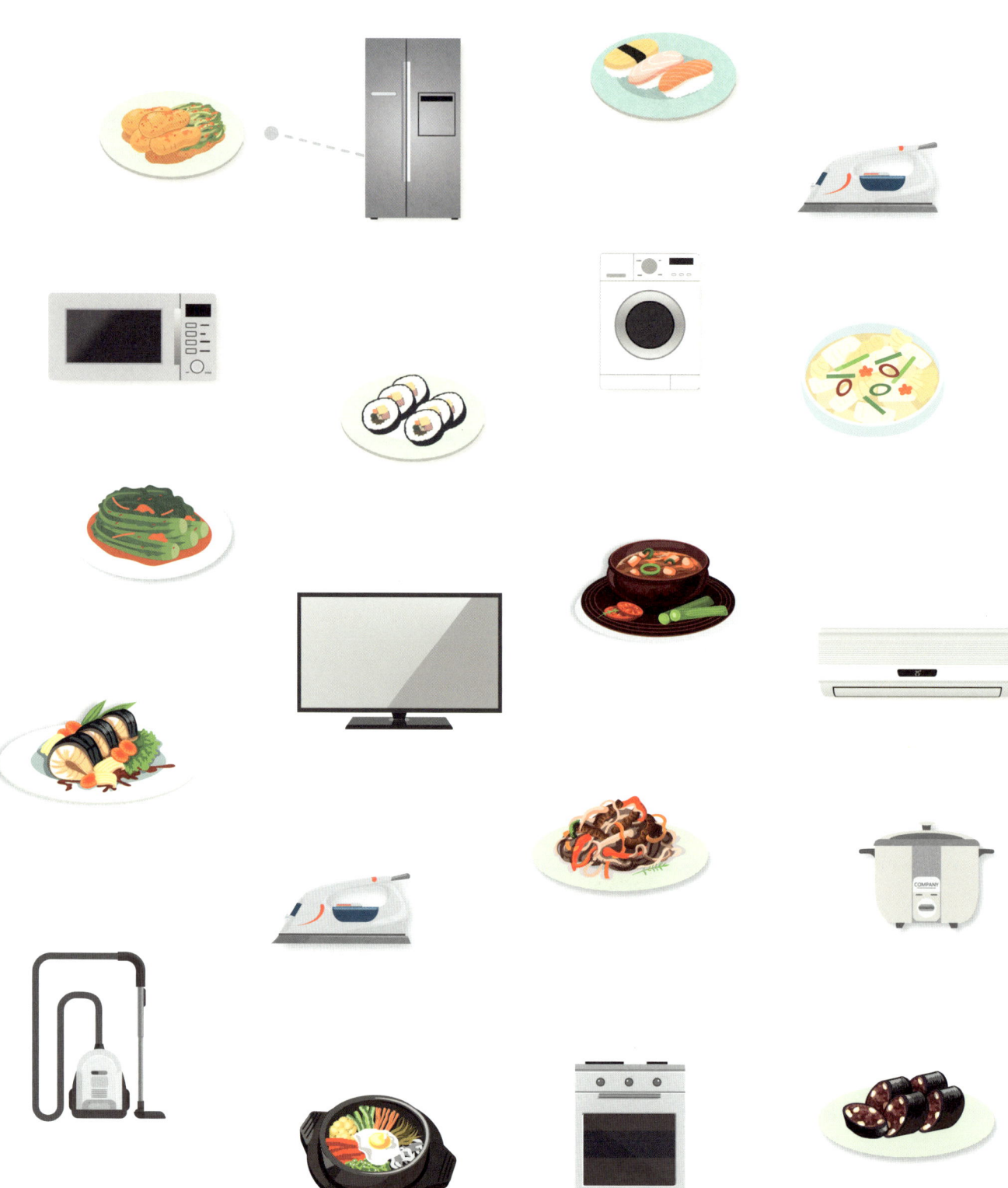

모양 합치기

두 개의 모양을 하나로 합치면 어떤 모양이 될까요? 보기 와 같이 모양을 합쳐 보세요.

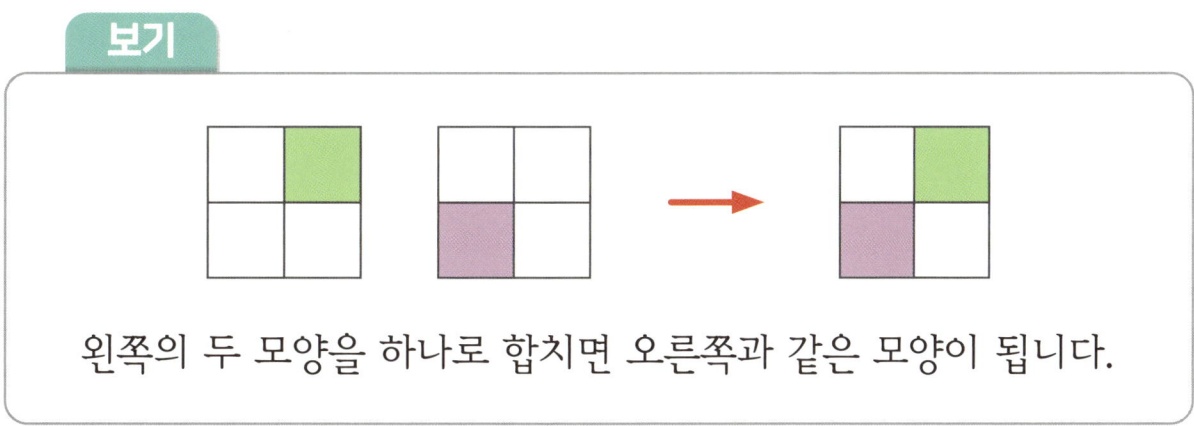

왼쪽의 두 모양을 하나로 합치면 오른쪽과 같은 모양이 됩니다.

두 개의 모양을 합쳐 연두색과 보라색 색연필로 색칠해 보세요.

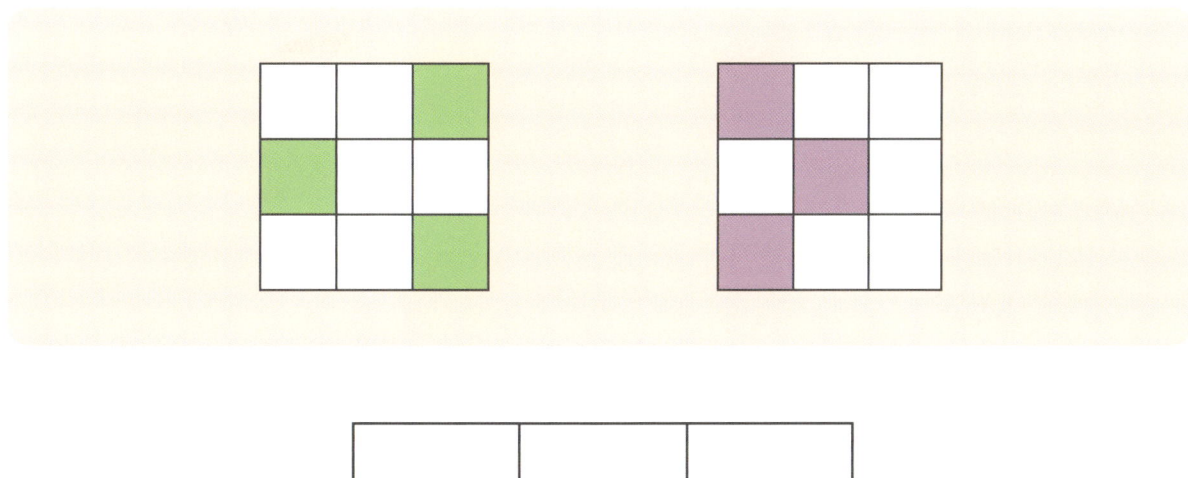

모양 합치기

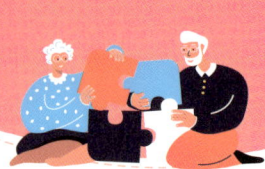

두 개의 모양을 하나로 합치면 어떤 모양이 될까요? 보기 와 같이 두 개의 모양을 합쳐 보세요.

보기

왼쪽의 두 모양을 하나로 합치면 오른쪽과 같은 모양이 됩니다.

두 개의 모양을 합쳐 하늘색과 분홍색 색연필로 색칠해 보세요.

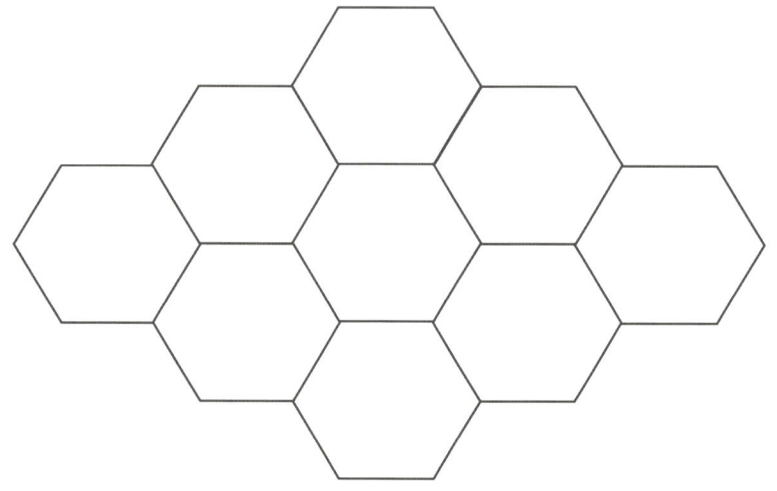

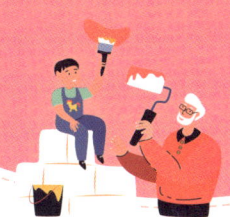

색칠하기

 보기 와 같은 방법으로 빈칸에 알맞게 색칠해 보세요.

보기

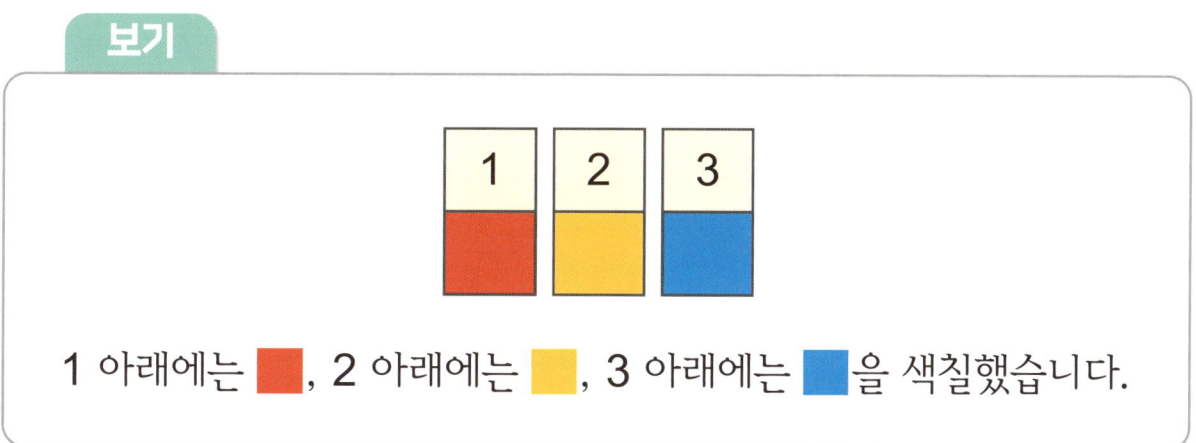

1 아래에는 🟥, 2 아래에는 🟨, 3 아래에는 🟦을 색칠했습니다.

1 아래에는 🟥, 2 아래에는 🟨, 3 아래에는 🟦을 색칠해 보세요.

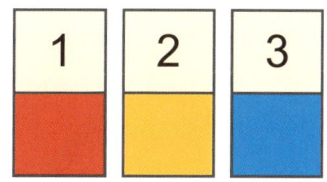

3	1	2	1	2	1	3	2	3	2
1	2	1	3	1	2	3	1	2	3

따라서 그리기

 보기 와 같이 빈칸에 들어갈 모양을 알맞게 그려 보세요.

보기

1	2	3	4	5
&	○	←	b	♡

1	3	4	1	5	2	5	1	3	4
&	←	b	&	♡	○	♡	&	←	b

1 아래에는 &, 2 아래에는 ○, 3 아래에는 ←, 4 아래에는 b, 5 아래에는 ♡를 그렸습니다.

1 아래에는 △, 2 아래에는 ┬, 3 아래에는 =, 4 아래에는 ○, 5 아래에는 ∧를 그려 보세요.

1	2	3	4	5
△	┬	=	○	∧

1	3	4	1	5	2	5	1	3	4

4	2	1	5	4	3	2	5	1	4

단어 찾기

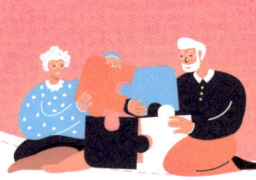

건강에 좋은 '스트레칭' 방법에 대한 글입니다. 스트레칭은 혈액순환을 원활하게 하는 데 참 좋다고 합니다. 다음 글을 읽어 보고 '다리'와 '옆구리'가 몇 번 나오는지 세어 보세요.

[건강에 좋은 스트레칭 방법]

목 누르기
발을 어깨너비로 벌리고 선 자세로 수건을 머리 뒤로 두르고 앞으로 잡아당긴다.

옆구리 늘리기
어깨너비로 발을 벌리고 선 자세에서 수건을 잡은 손을 위로 올려 그대로 옆구리를 구부린다.

목 젖히기
수건을 목 뒤로 걸고 손으로 잡아당기면서 목을 뒤로 젖혀 준다.

다리 펴기
두 다리를 펴고 앉아 발바닥에 수건을 건 상태로 잡아당기면서 상체를 앞으로 서서히 구부린다. 가능한 등을 똑바로 편다.

어깨 늘리기
똑바로 발을 벌리고 선 자세로 양손으로 수건을 잡고 머리 위로 들어올려 어깨를 뒤로 젖힌다. 가슴을 뒤로 젖히면서 어깨가 충분히 늘어나게 한다.

다리 늘리기
누운 자세로 한 다리를 위로 올려 발목에 수건을 걸고 몸 앞으로 당겨준다.

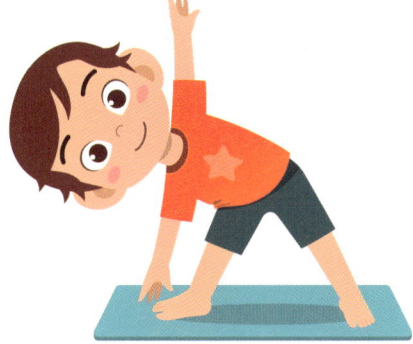

다리	번

옆구리	번

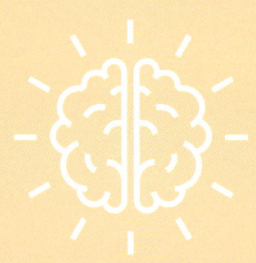

운동은 뇌의 혈액순환을 촉진하고,

신경세포 간의 연결을 원활하게 해 줌으로써

뇌 기능의 개선에 도움이 됩니다.

색 구별하기

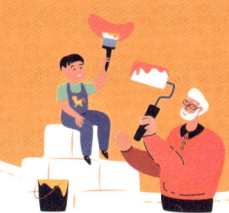

다음 그림에는 글자가 하나 들어 있습니다. 어떤 글자가 들어있는지 빈 칸에 써 보세요.

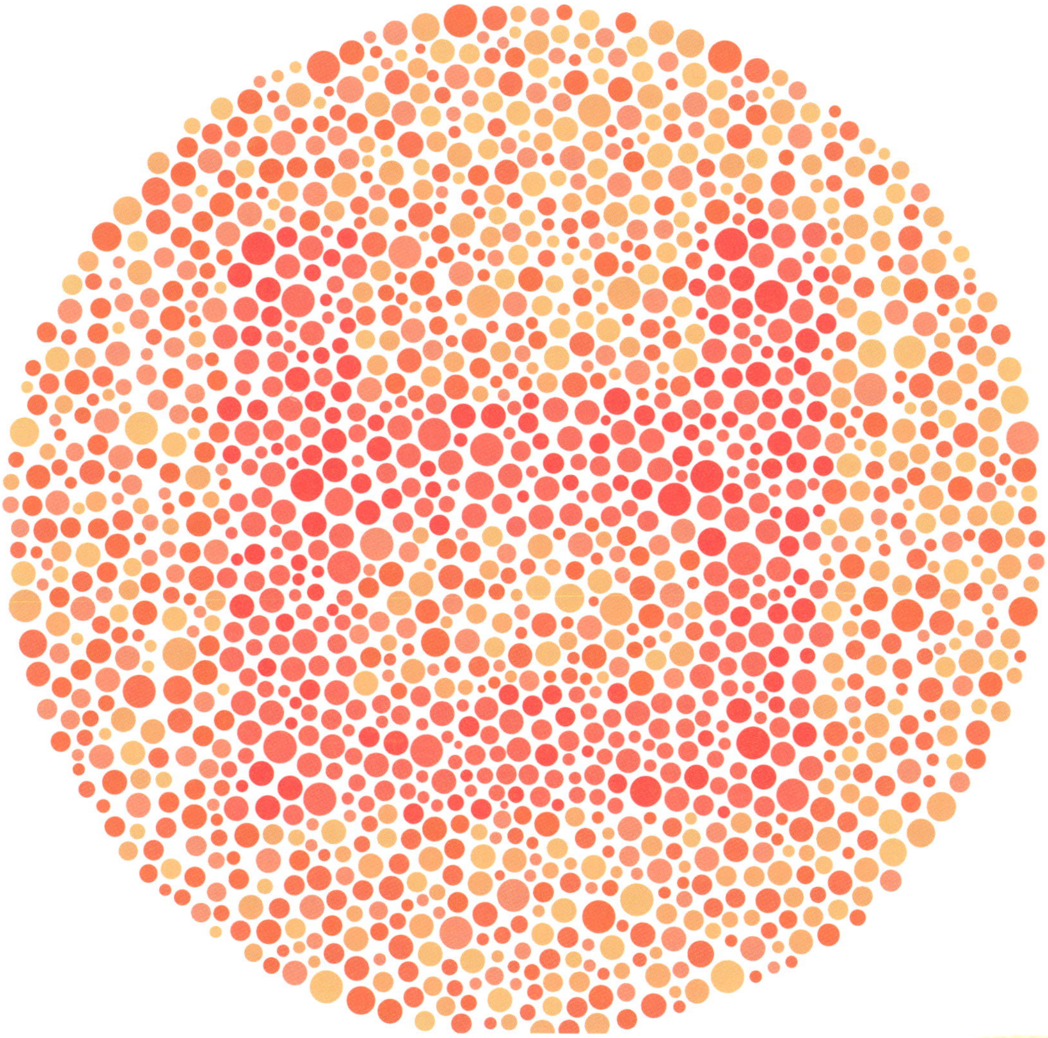

색 구별하기

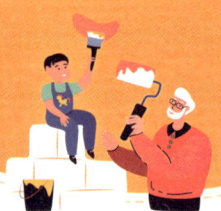

다음 그림에는 숫자가 하나 들어 있습니다. 어떤 숫자가 들어 있는지 빈칸에 써 보세요.

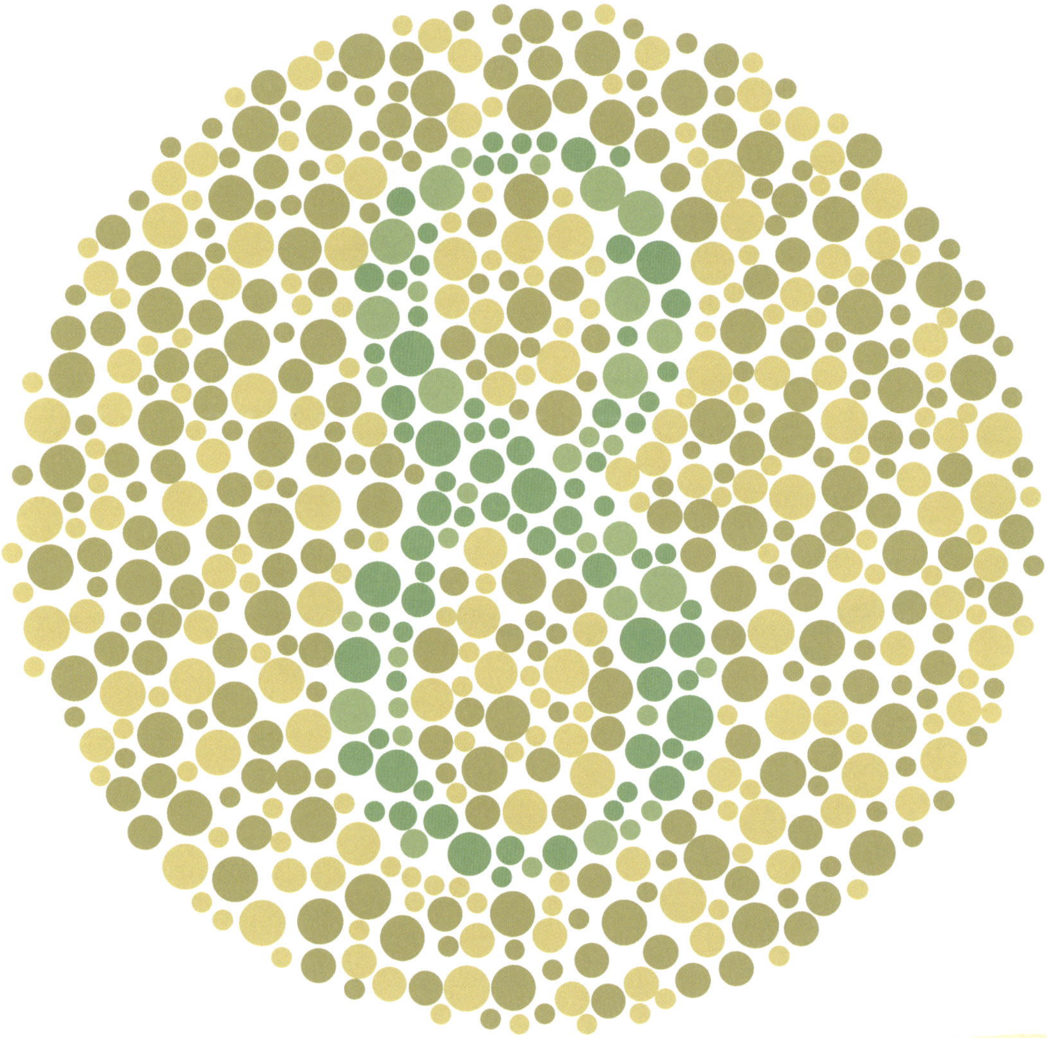

비밀번호 외우기

다음은 박은영 씨의 통장 비밀번호입니다. 은영 씨의 통장 비밀번호를 외워 보세요.

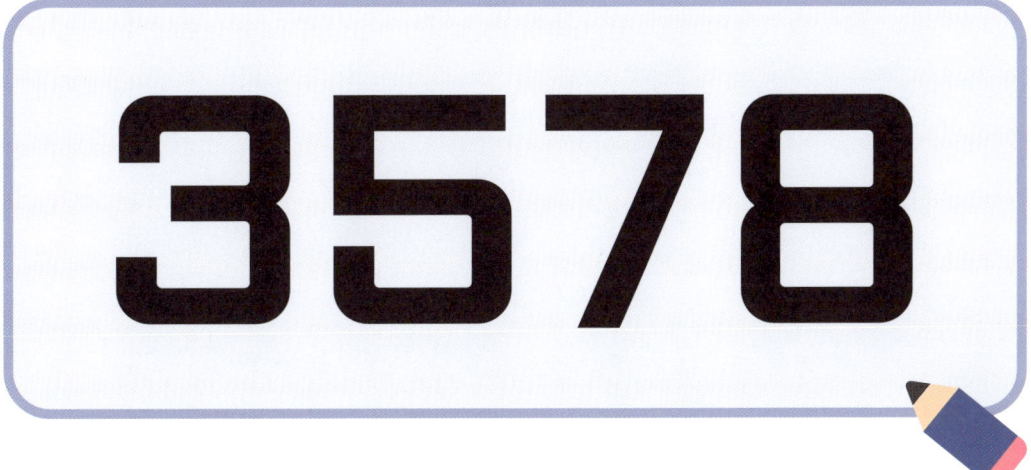

비밀번호 외우기

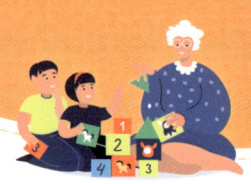

앞에서 본 은영 씨의 통장 비밀번호는 무엇인가요? 기억을 떠올려 다음 빈칸에 써 보세요.

비밀번호 외우기

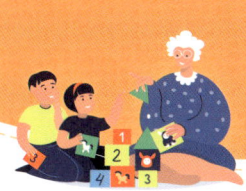

○ 박은영 씨의 통장 비밀번호는 3578입니다. 보기 와 같은 방법으로 은영 씨의 비밀번호를 외워 보세요.

보기

숫자를 잘 기억하기 위한 방법으로 숫자의 위치를 선으로 나타내어 외우는 방법이 있습니다. 다음 그림과 같이 숫자의 위치를 차례대로 연결한 빨간색 선을 외우면 됩니다.

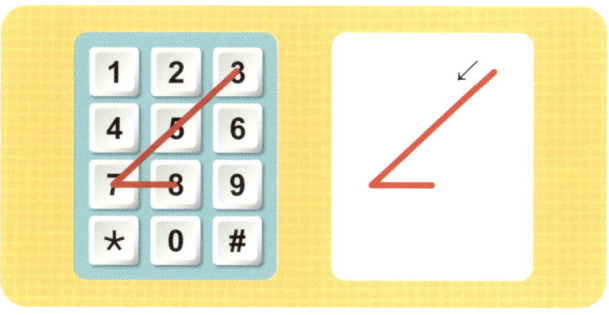

은영 씨의 통장 비밀번호 3578을 차례대로 연결한 선을 그려 보세요.

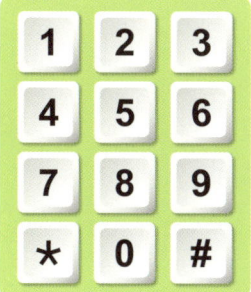 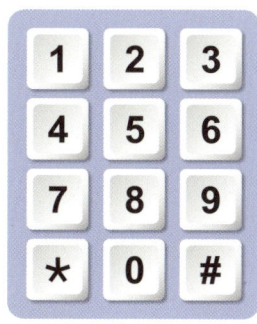 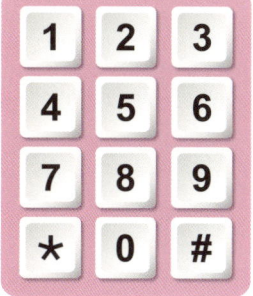

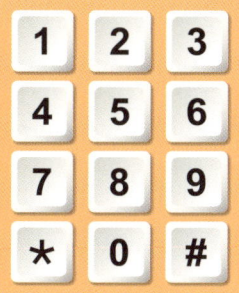 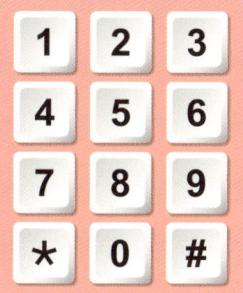

비밀번호 외우기

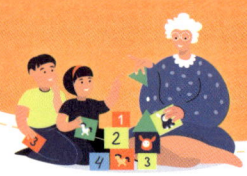

앞에서 본 은영 씨의 통장 비밀번호는 무엇인가요? 기억을 떠올려 비밀번호를 차례대로 연결한 선을 그려 본 후, 빈칸에 비밀번호를 써 보세요.

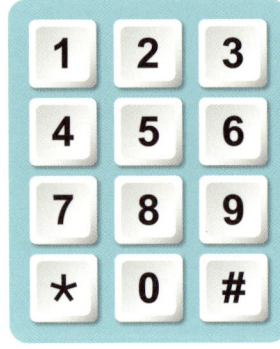

기억하기

종탁 씨와 동호 씨는 다음 그림과 같이 좋아하는 취미가 서로 다릅니다.

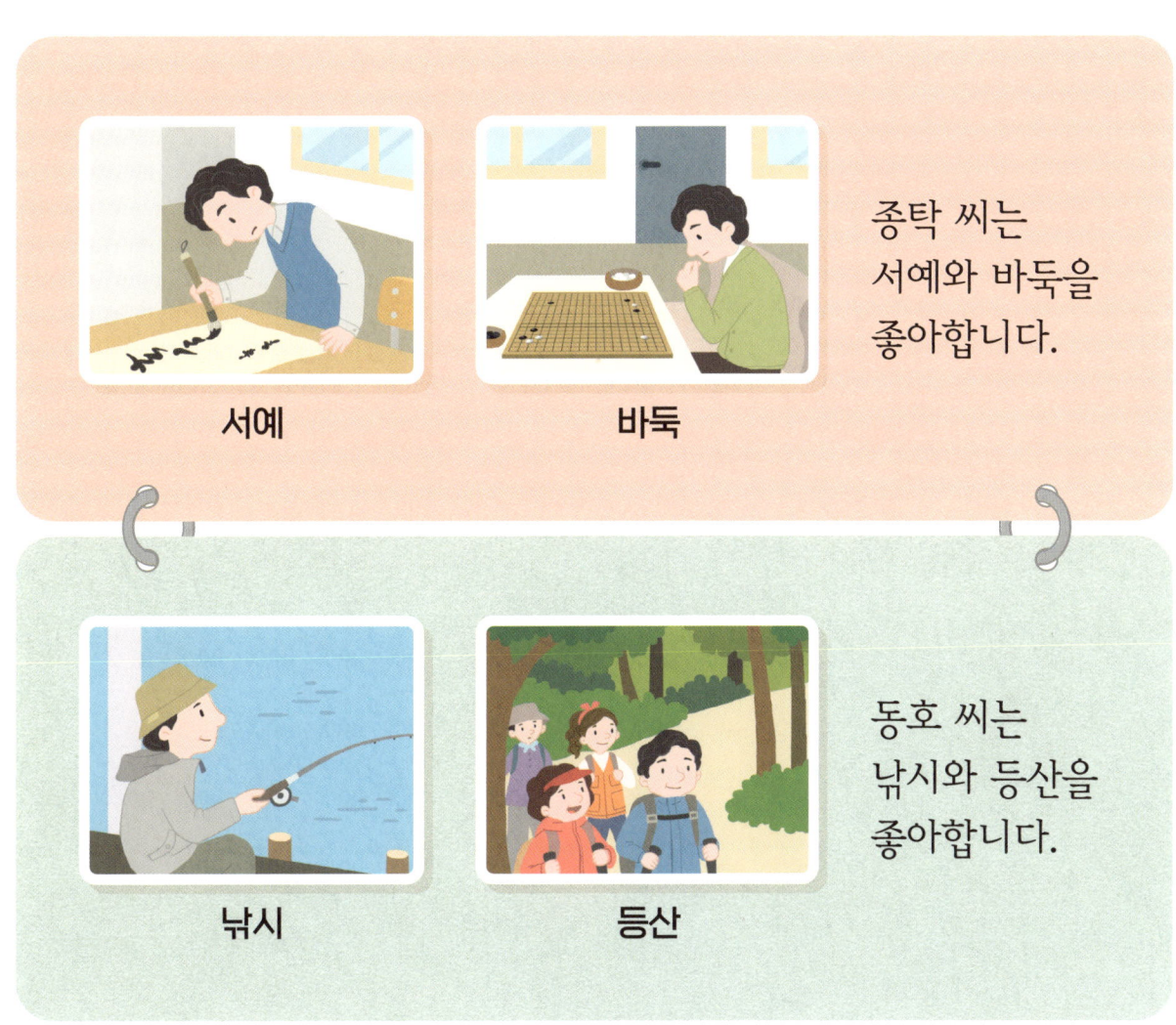

종탁 씨는 서예와 바둑을 좋아합니다.

동호 씨는 낚시와 등산을 좋아합니다.

종탁 씨가 좋아하는 취미 활동은 기억하지 마시고, 동호 씨가 좋아하는 취미 활동만 기억해 보세요.

기억하기

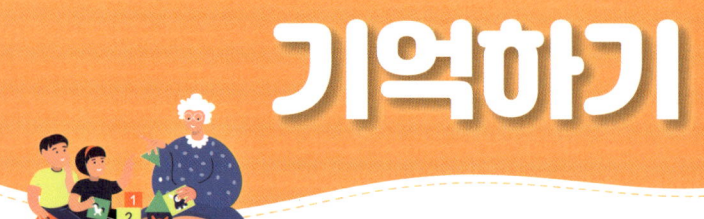

동호 씨가 좋아하는 취미 활동 두 가지가 무엇인지 빈칸에 써 보세요.

이야기 계산

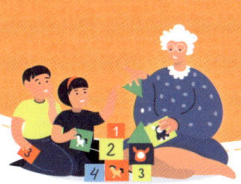

다음 문제를 읽고, 알맞은 식과 답을 써 보세요.

수헌 씨는 총 35권의 책을 가지고 있었는데 어제 벼룩시장에서 16권의 책을 팔았습니다. 지금 수헌 씨는 총 몇 권의 책을 갖고 있을까요?

식 _____

답 _____

이야기 계산

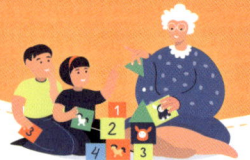

🧠 다음 문제를 읽고, 알맞은 답을 찾아 번호로 써 보세요. (   )

미자 씨는 계란말이를 하려고 합니다. 총 10개의 계란이 필요한데 지금 2개의 계란을 가지고 있습니다. 미자 씨는 몇 개의 계란을 더 사야 할까요?

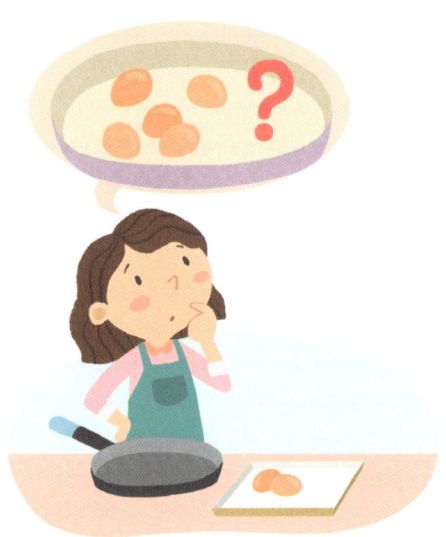

1. 12개

2. 8개

3. 10개

4. 2개

순서 찾기

🧠 다음은 어떤 규칙에 따라 동물을 순서대로 나열한 것입니다. (가)에 들어갈 알맞은 동물을 찾아 번호를 써 보세요. (   )

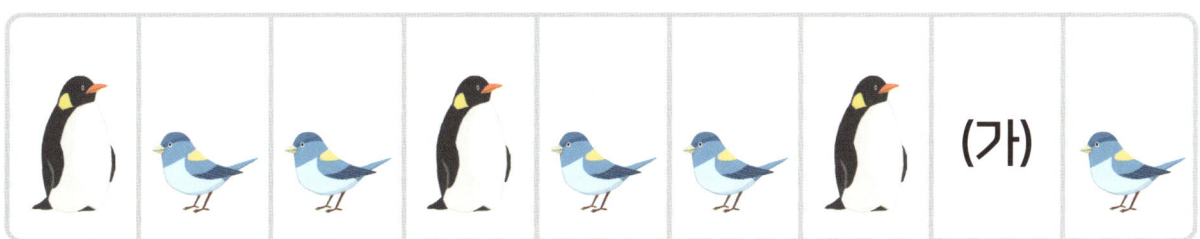

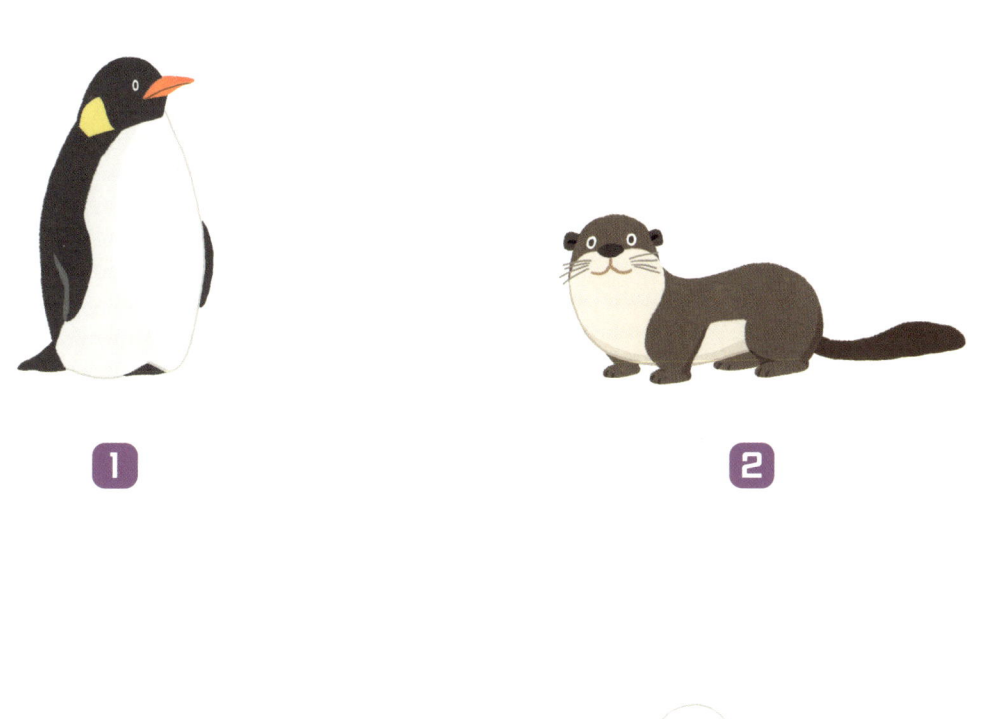

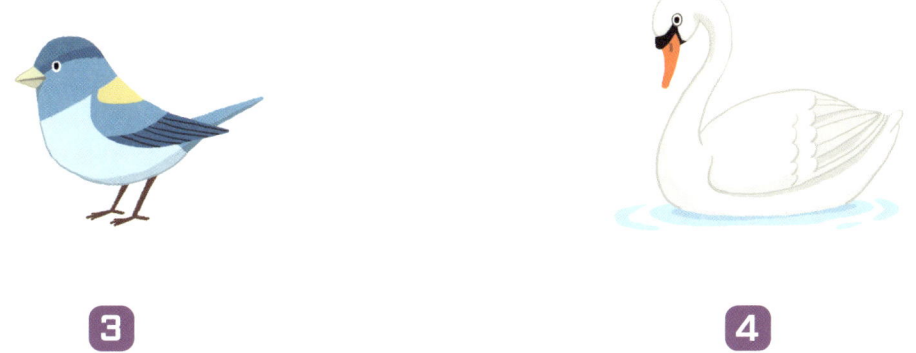

순서 찾기

다음은 어떤 규칙에 따라 의류와 청소도구를 순서대로 나열한 것입니다. (가)에 들어갈 알맞은 물건을 찾아 번호를 써 보세요. (   )

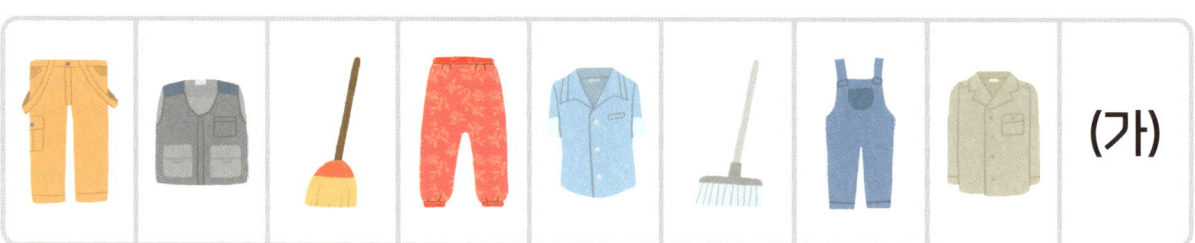

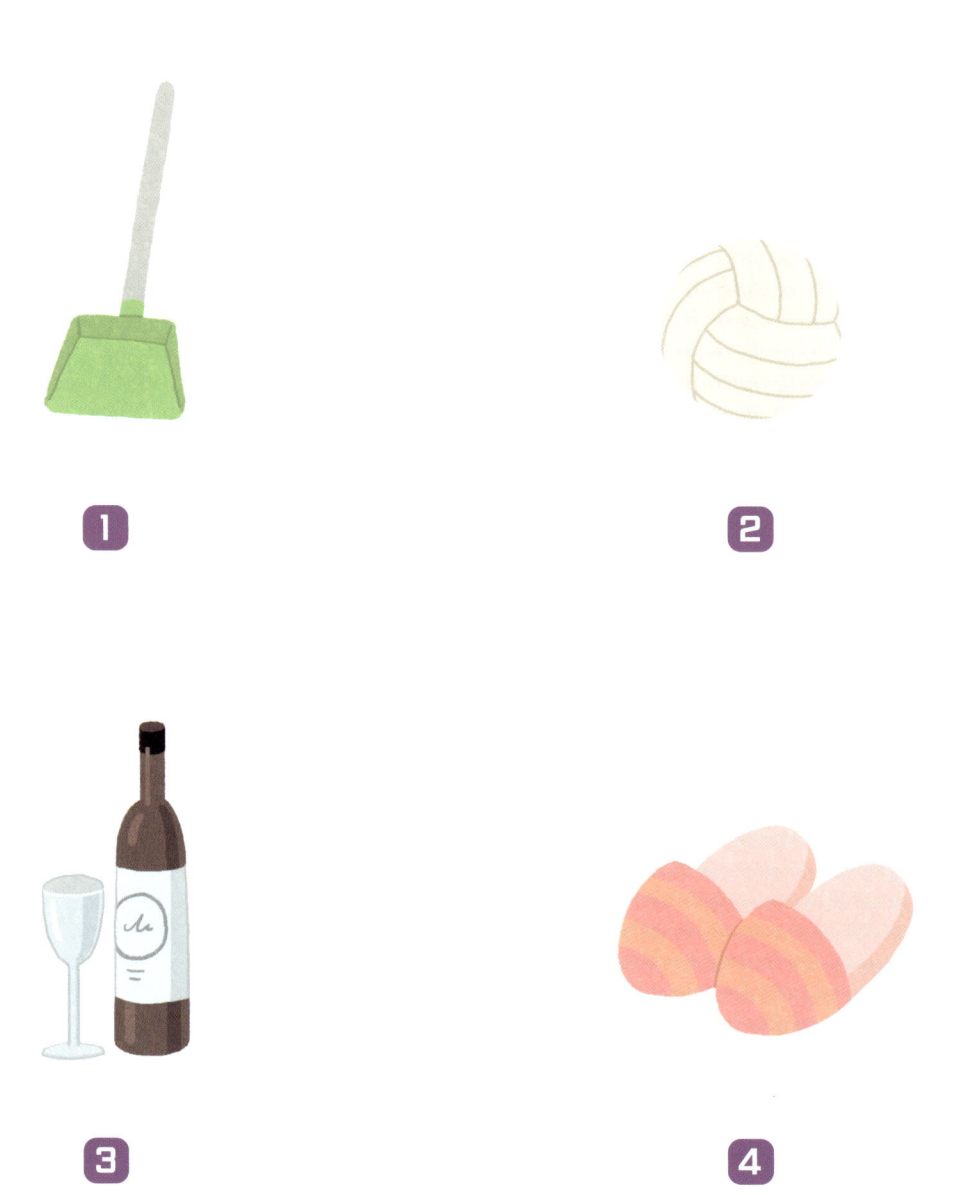

동시에 그리기

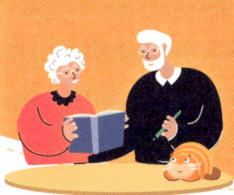

오른손과 왼손을 동시에 사용하여 점선을 따라 그려 보세요.

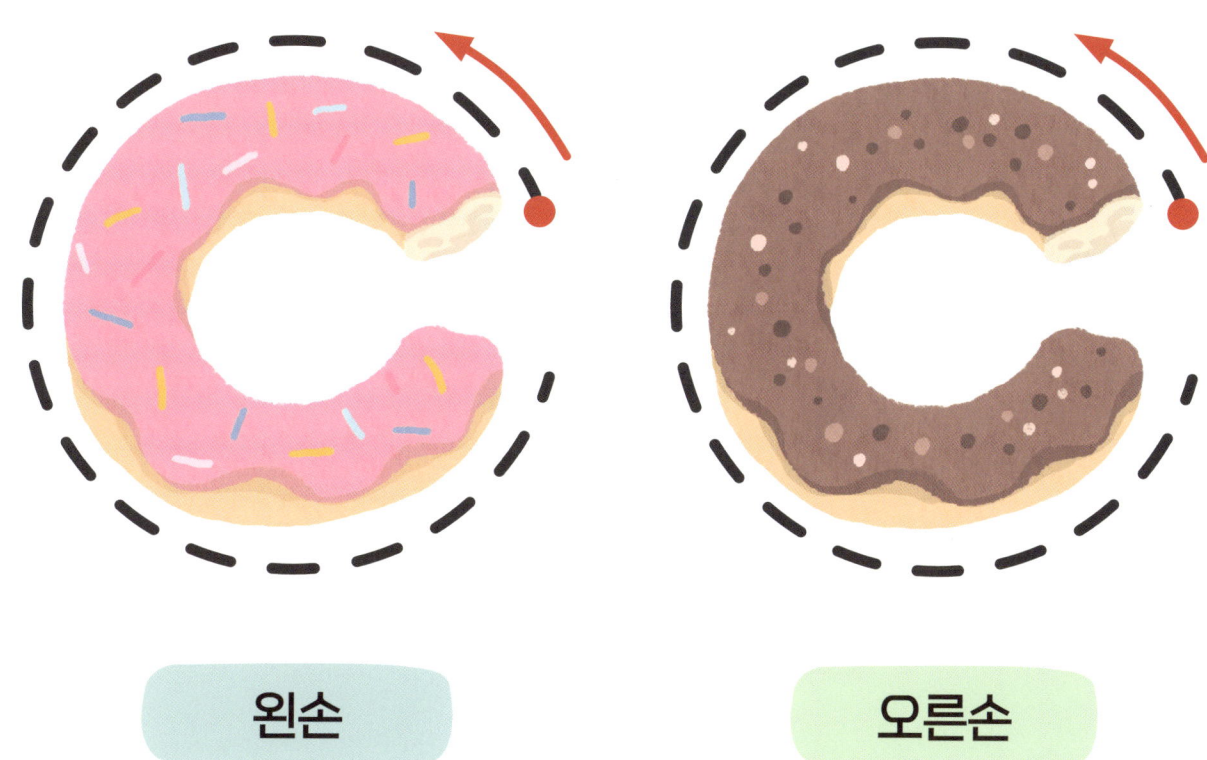

왼손   오른손

동시에 그리기

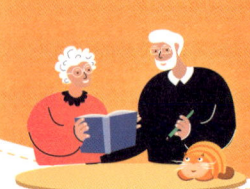

오른손과 왼손을 동시에 사용하여 점선을 따라 그려 보세요.

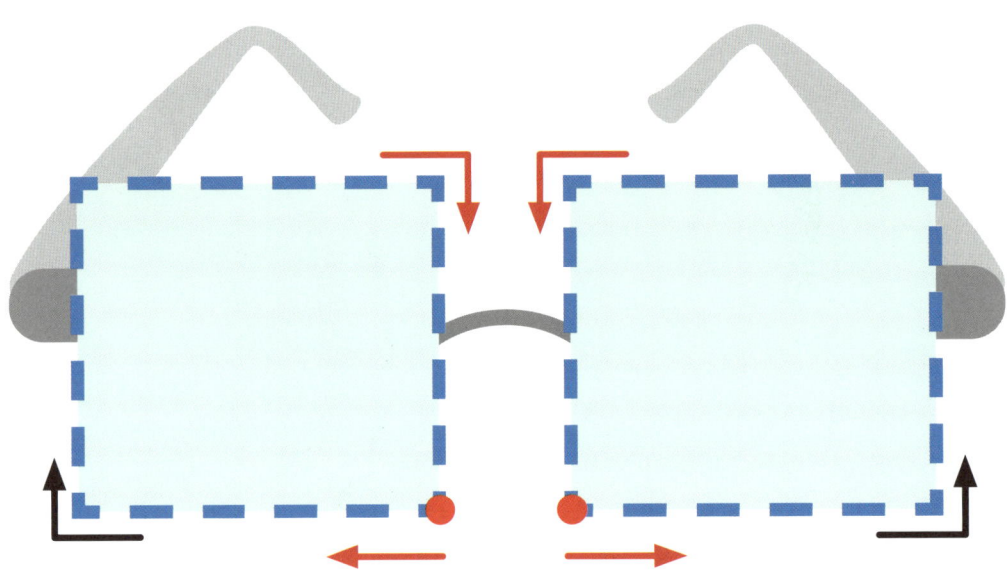

왼손　　　　　오른손

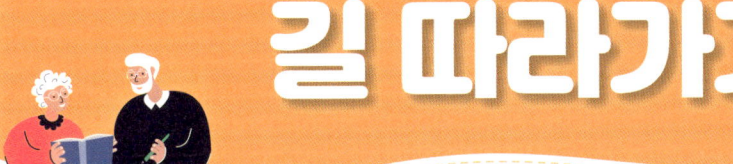

길 따라가기

선지 씨는 친구들과 지리산 쌍계사에 가기 위해 탐방안내소부터 등산을 하려고 합니다. 선지 씨가 가야 하는 길을 지도에 그려 보고 다음 물음에 답해 보세요.

장소 이름	출발지	갈림길 1	갈림길 2	도착지
	탐방안내소	세절	상산봉	쌍계사

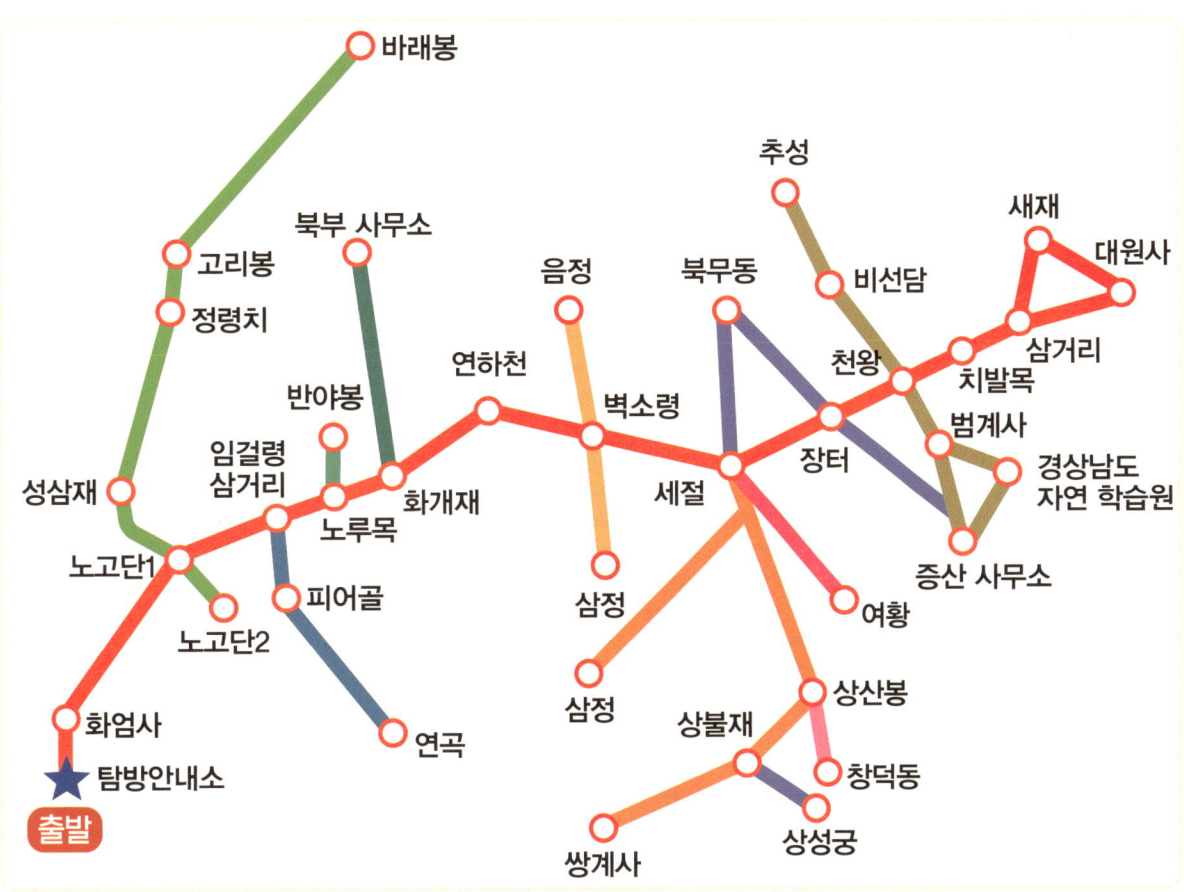

탐방안내소에서 쌍계사 까지 가는 길 사이에는 모두 몇 곳의 장소가 있는지 써 보세요.　　　　　　　　　　(　　)곳

41

화살표 따라가기

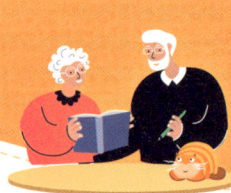

필상 씨가 사는 동네의 지도입니다. 출발지에서부터 갈림길마다 가운데 화살표를 따라 은행에 가려고 합니다. 은행이 어디에 있는지 가운데 화살표를 따라가 보고 알맞은 번호를 찾아 써 보세요. (   )

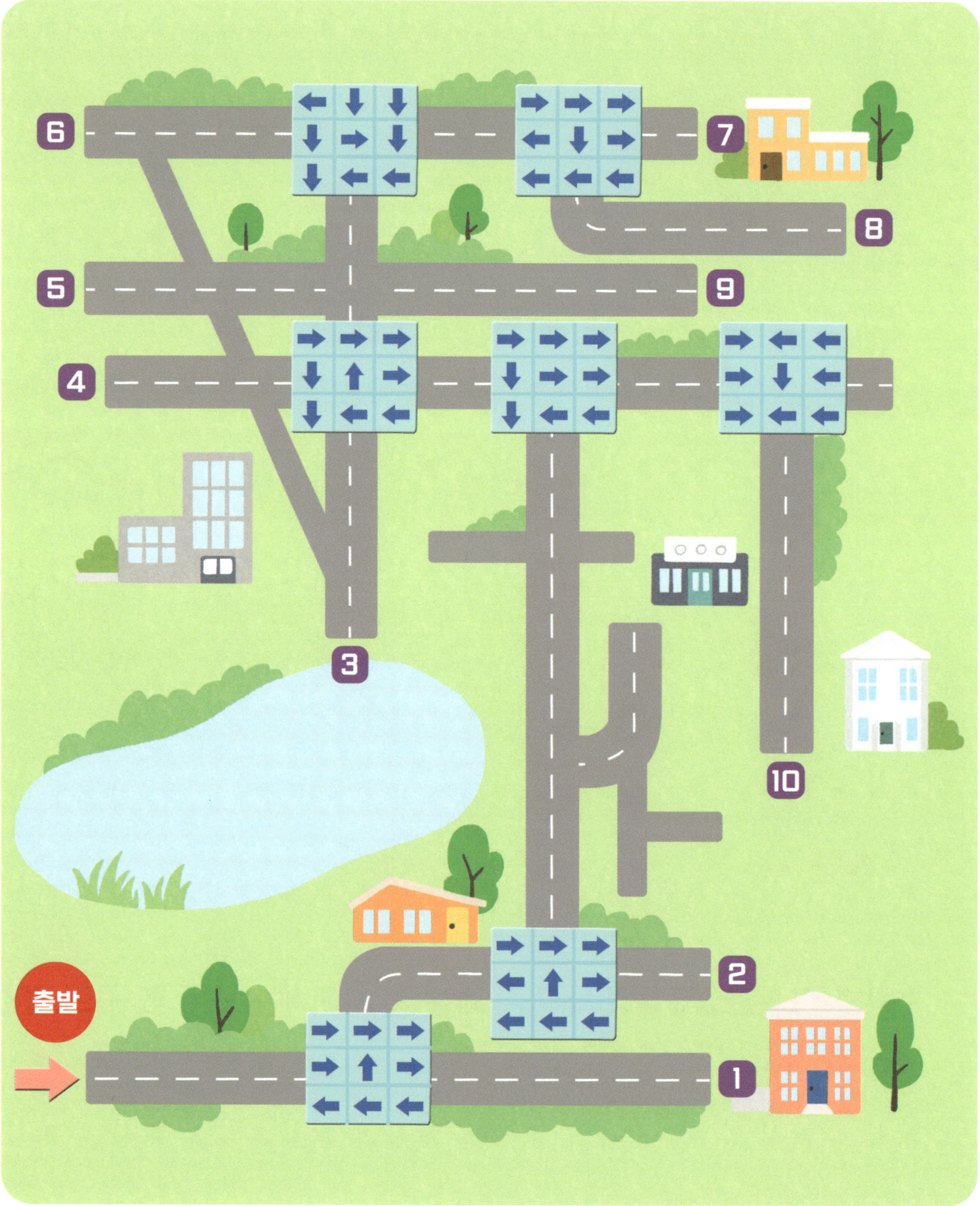

회전한 그림 찾기

왼쪽에 있는 (가)의 모양을 회전시키면 오른쪽에 있는 (나)의 모양이 됩니다. (?)에 들어갈 알맞은 그림을 찾아 번호를 써 보세요. (   )

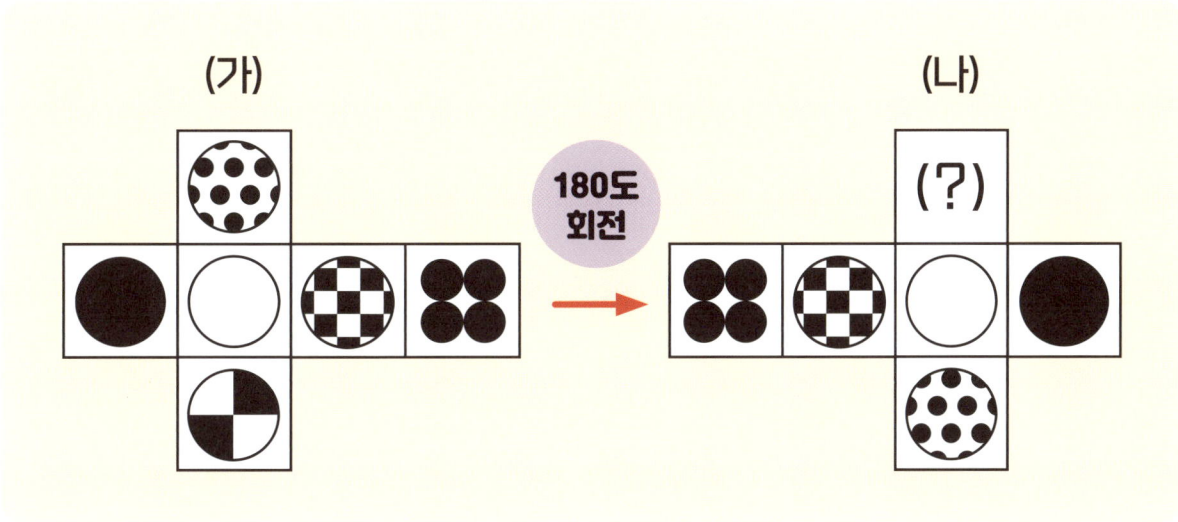

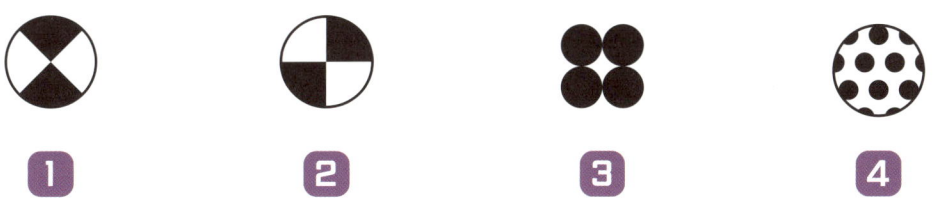

회전한 그림 찾기

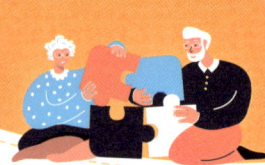

🧠 왼쪽에 있는 (가)의 모양을 회전시키면 오른쪽에 있는 (나)의 모양이 됩니다. (?)에 들어갈 알맞은 그림을 찾아 번호를 써 보세요. (   )

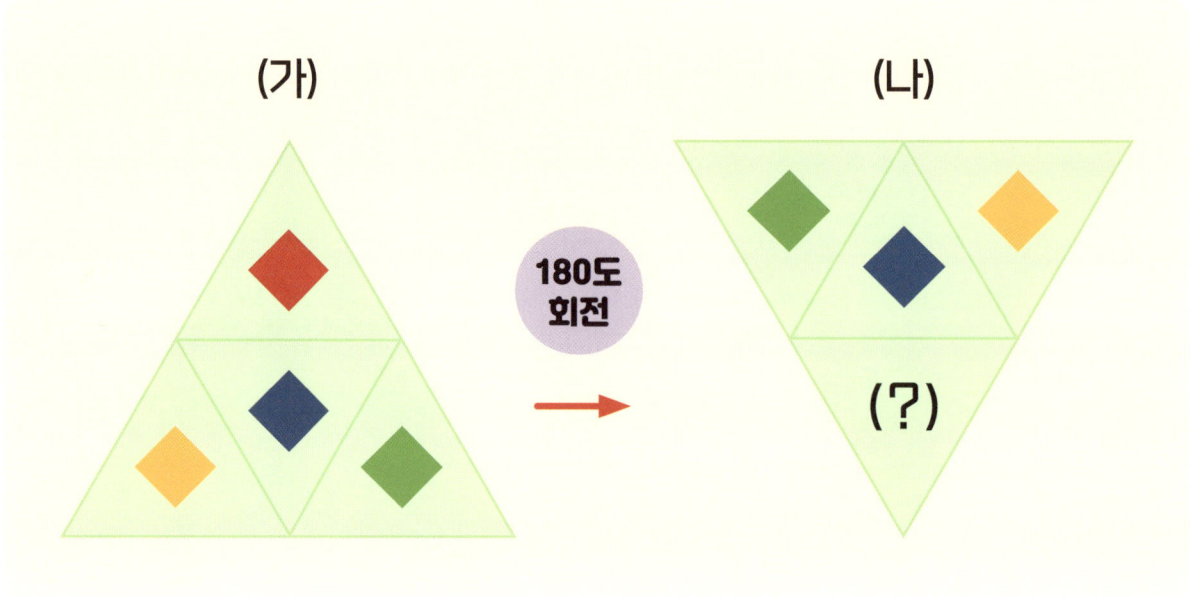

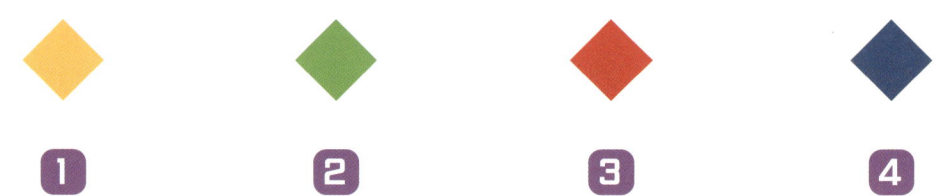

따라 쓰기

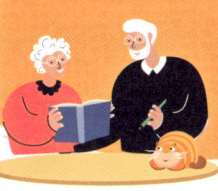

두 가지 일을 동시에 하는 문항입니다. 왼쪽의 숫자를 소리 내어 읽으면서 동시에 오른쪽의 빈칸에 주어진 글자를 써 보세요.

따라 읽으세요.	따라 써 보세요.
1	도
2	레
3	미
4	파
5	솔

따라 쓰기

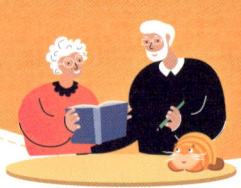

두 가지 일을 동시에 하는 문항입니다. 왼쪽의 숫자를 소리 내어 읽으면서 동시에 오른쪽의 빈칸에 주어진 글자를 써 보세요.

따라 읽으세요.	따라 써 보세요.	
1	필통	
2	연필	
3	사진	
4	노트	
5	종이	
6	필름	
7	의자	
8	책상	
9	방석	
10	모자	

숫자 연결하기

어떤 모양일까요? 1부터 60까지의 수를 순서대로 연결해 모양을 완성해 보세요.

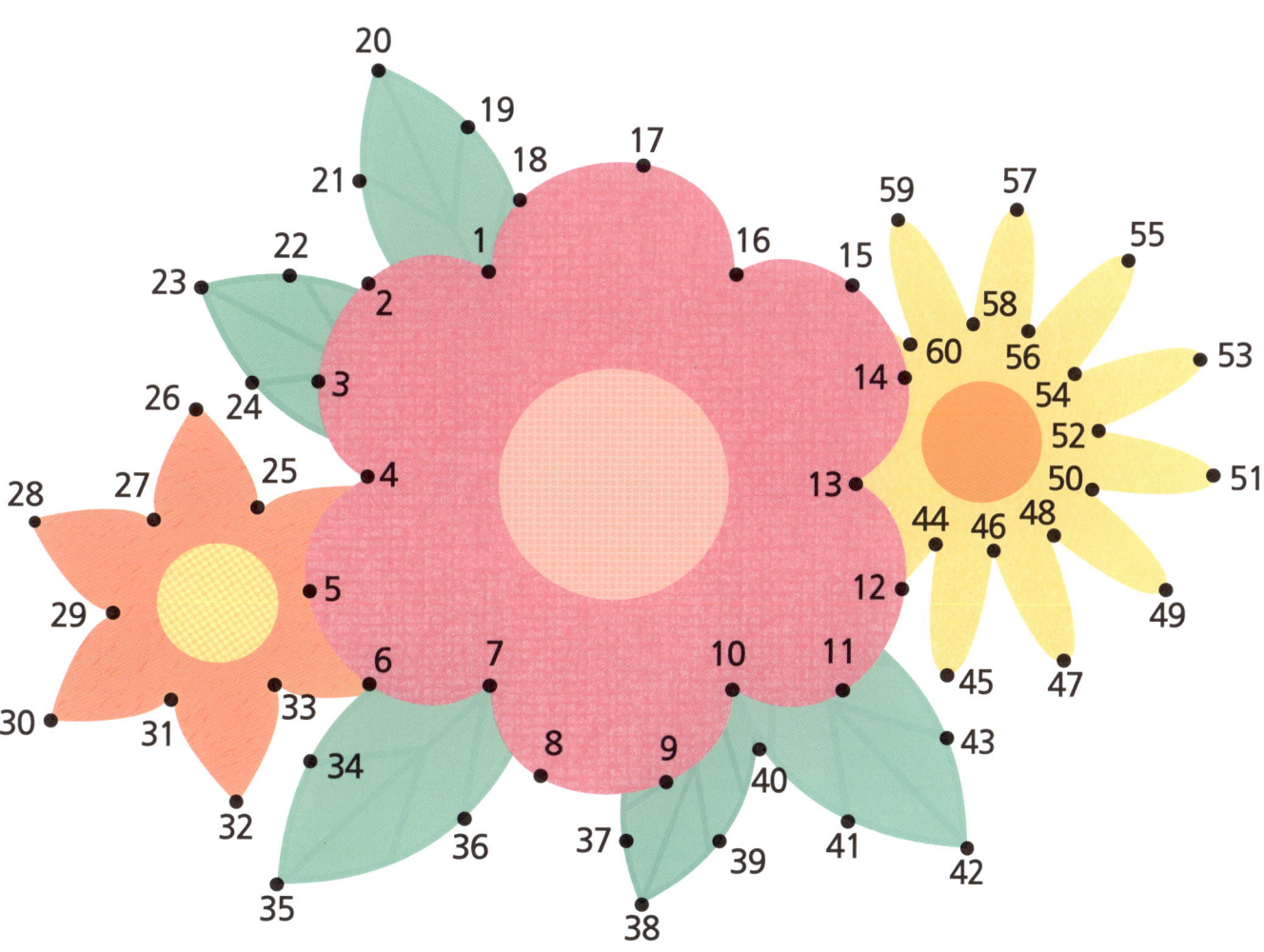

고혈압, 당뇨, 고지혈증은 모두 심혈관질환 및

인지 저하의 발생 위험을 높이는 인자들입니다.

꾸준한 조절이 필요합니다.

모양 찾기

다음 그림에는 다양한 모양이 그려져 있습니다. 다음 그림에서 ♥와 ✥ 모양은 각각 몇 개입니까?

♥   개   ✥   개

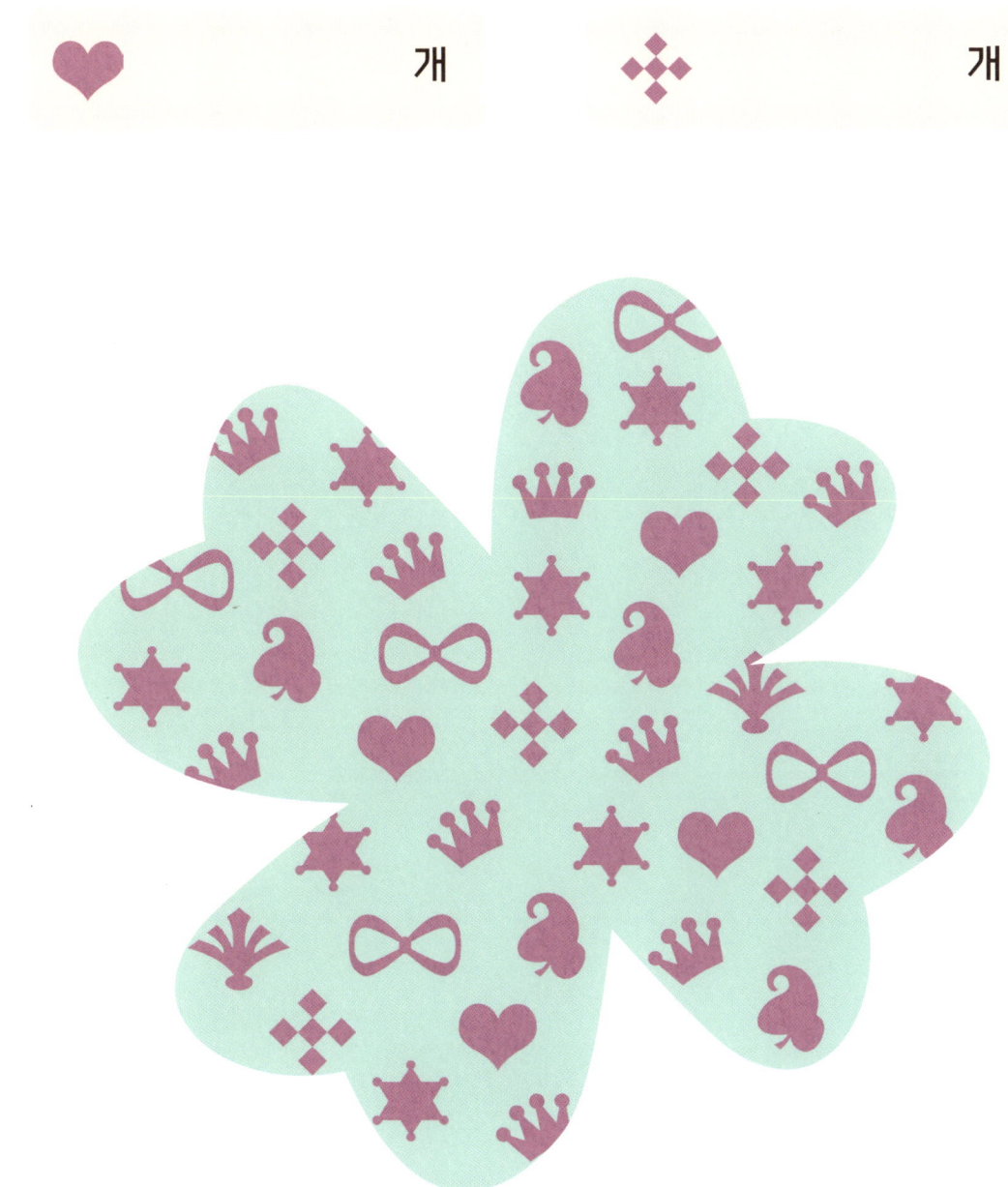

모양 찾기

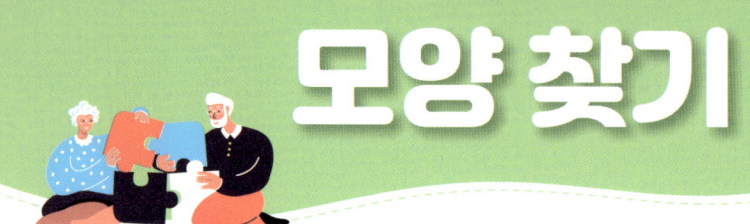

🧠 다음 그림에는 다양한 모양이 그려져 있습니다. 다음 그림에서 ✸ 와 ◉ 모양은 각각 몇 개입니까?

| ✸　　　　　개 | ◉　　　　　개 |

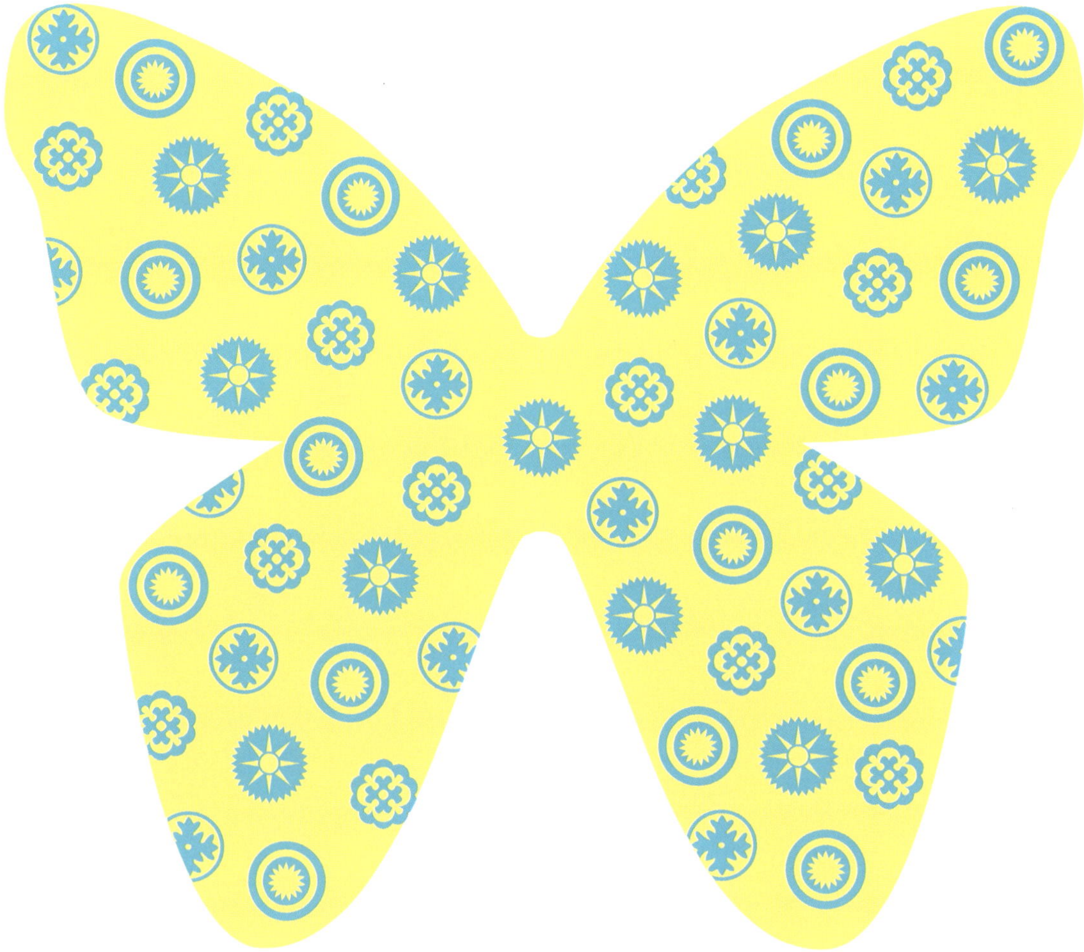

전화번호 외우기

다음은 이신혜 씨의 전화번호 뒷자리 수입니다. 신혜 씨의 뒷자리의 전화번호를 외워 보세요.

1475

전화번호 외우기

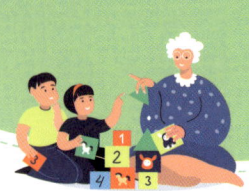

앞에서 본 신혜 씨의 뒷자리의 전화번호는 무엇인가요? 기억을 떠올려 다음 빈칸에 써 보세요.

전화번호 외우기

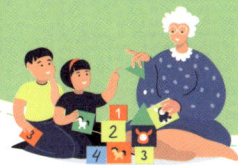

🧠 이신혜 씨의 전화번호 뒷자리 수는 1475입니다. 보기 와 같은 방법으로 신혜 씨의 뒷자리의 전화번호를 외워 보세요.

보기

숫자를 잘 기억하기 위한 방법으로 숫자의 위치를 선으로 나타내어 외우는 방법이 있습니다. 다음 그림과 같이 숫자의 위치를 차례대로 연결한 빨간색 선을 외우면 됩니다.

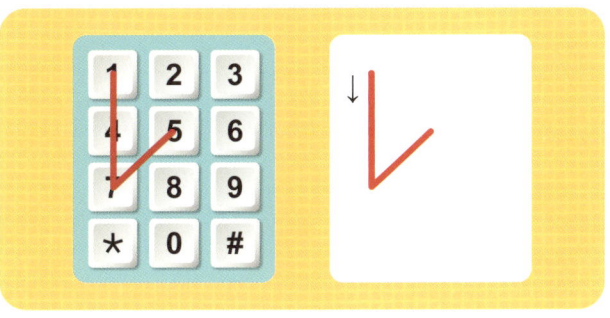

신혜 씨의 뒷자리의 전화번호 1475를 차례대로 연결한 선을 그려 보세요.

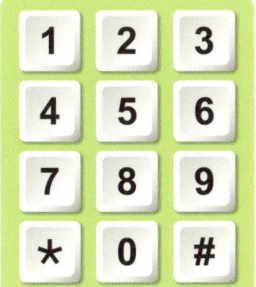 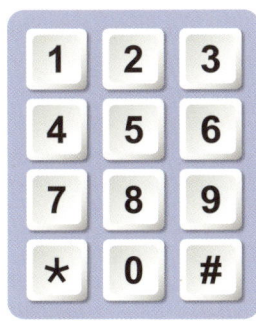 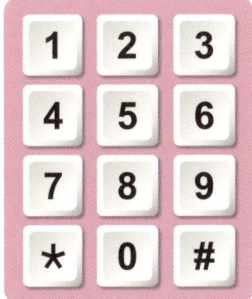

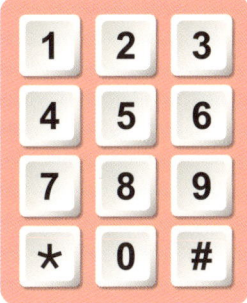

전화번호 외우기

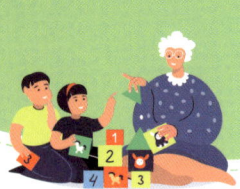

앞에서 본 신혜 씨의 뒷자리의 전화번호 무엇인가요? 기억을 떠올려 전화번호를 차례대로 연결한 선을 그려 본 후, 빈칸에 전화번호를 써 보세요.

색 구별하기

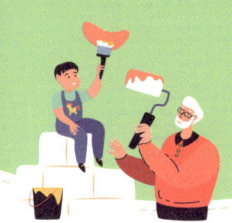

칠판의 낙서가 모두 같은 색깔인 것처럼 보이나요? 자세히 보면 다른 색깔의 낙서가 있습니다. 색깔이 다른 낙서를 찾아 번호를 써 보세요.

(   )

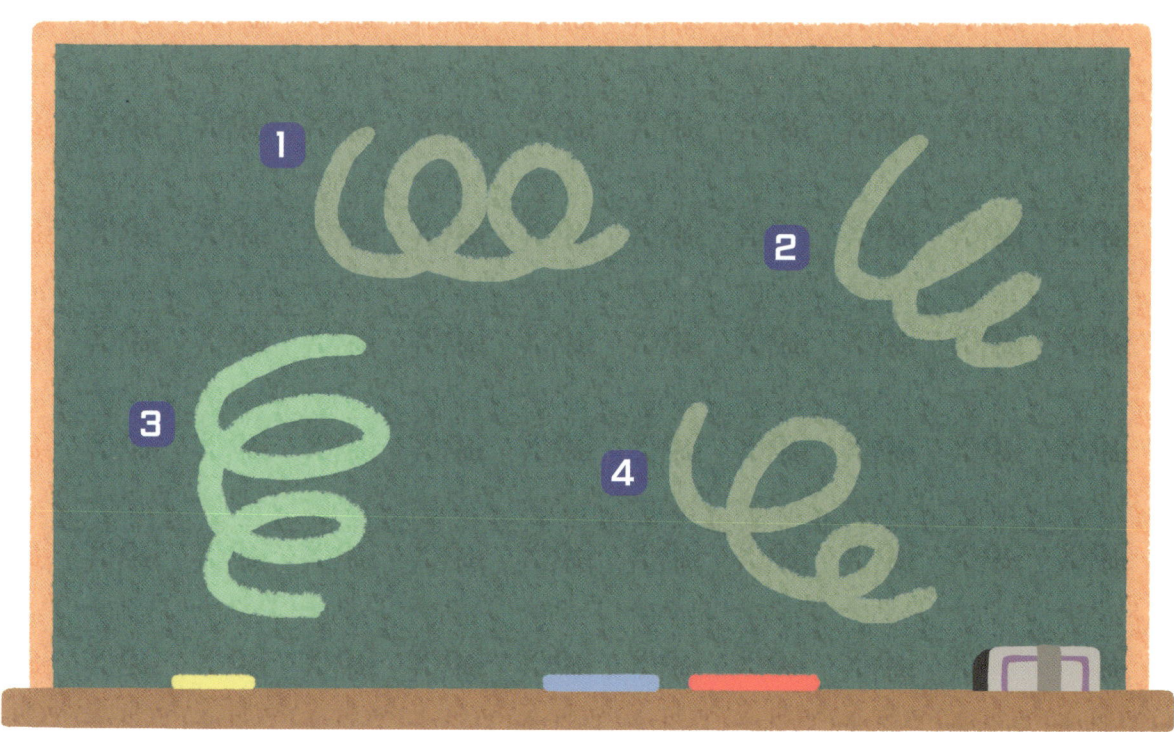

숫자 연결하여 색칠하기

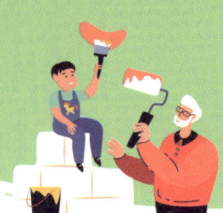

1부터 70까지의 수를 순서대로 연결해 보고, 색칠해 보세요.

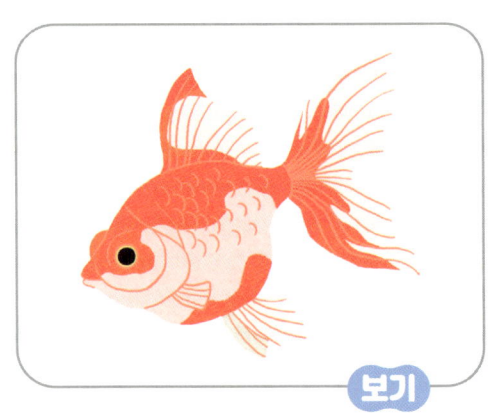

보기

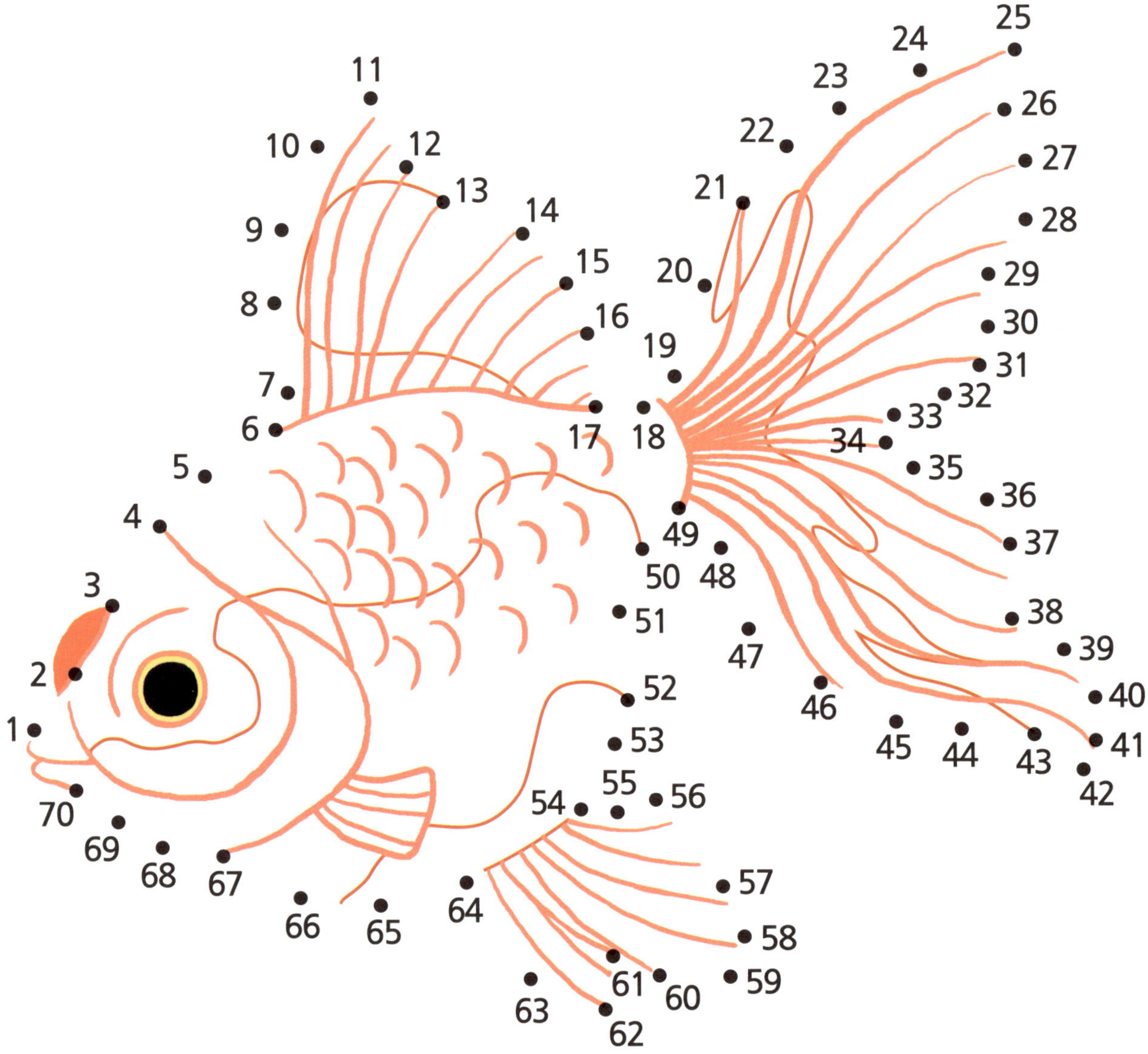

기억하기

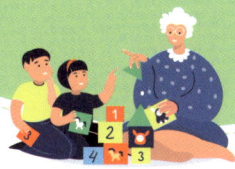

다음은 희선 씨가 좋아하는 색깔과 싫어하는 색깔입니다.

| 파란색 | 분홍색 | 희선 씨는 파란색과 분홍색을 싫어합니다. |

| 노란색 | 초록색 | 희선 씨는 노란색과 초록색을 좋아합니다. |

희선 씨가 싫어하는 색은 **기억하지 마시고**,
희선 씨가 좋아하는 색만 **기억해 보세요**.

기억하기

 희선 씨가 좋아하는 색깔 두 가지가 무엇인지 빈칸에 써 보세요.

순서 찾기

꽃이 피는 순서대로 나열된 것을 찾아 번호를 써 보세요. (   )

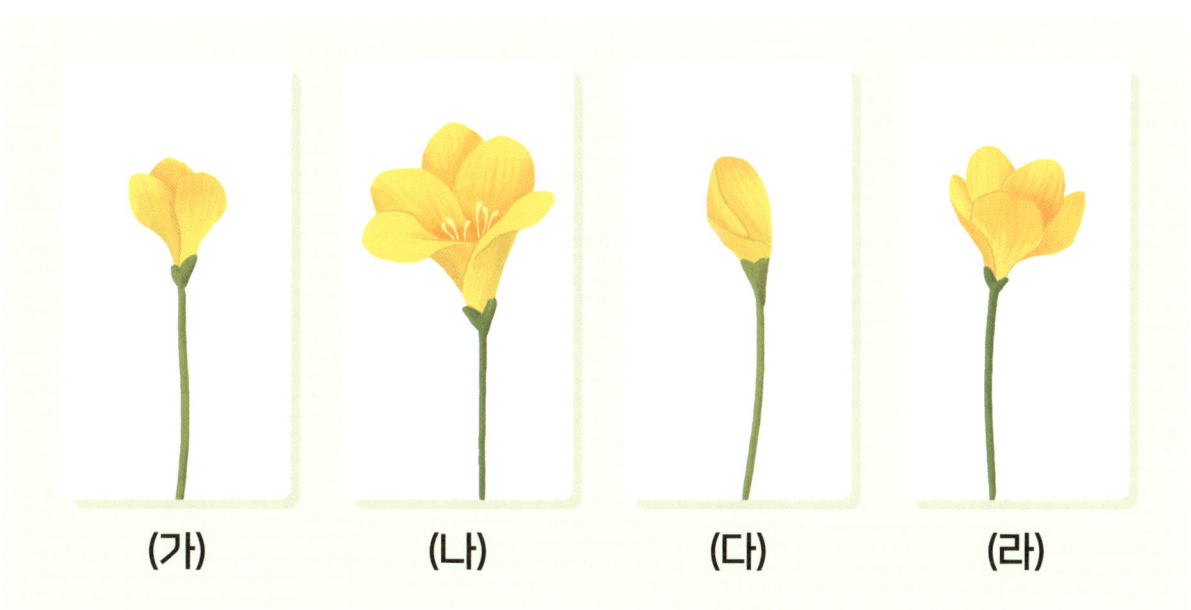

1   다-가-라-나

2   다-나-라-가

3   가-나-다-라

4   나-다-가-라

순서 찾기

과자를 만드는 순서대로 나열된 것을 찾아 번호를 써 보세요.

( )

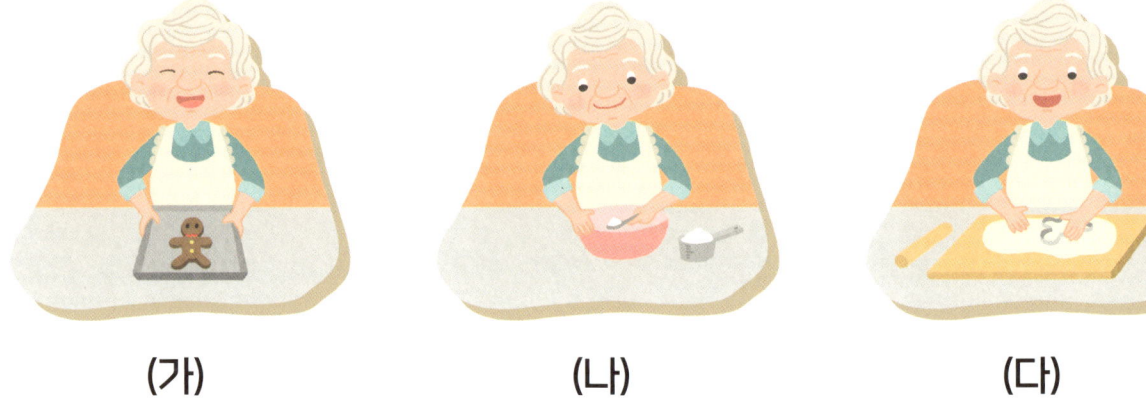

(가)　　　　　　(나)　　　　　　(다)

1. 나-가-다　　　　2. 다-가-나

3. 가-다-나　　　　4. 나-다-가

연결해 보기

다음은 지역 특산물과 교통수단입니다. 지역 특산물과 교통수단을 번갈아 가며 선으로 연결해 보세요.

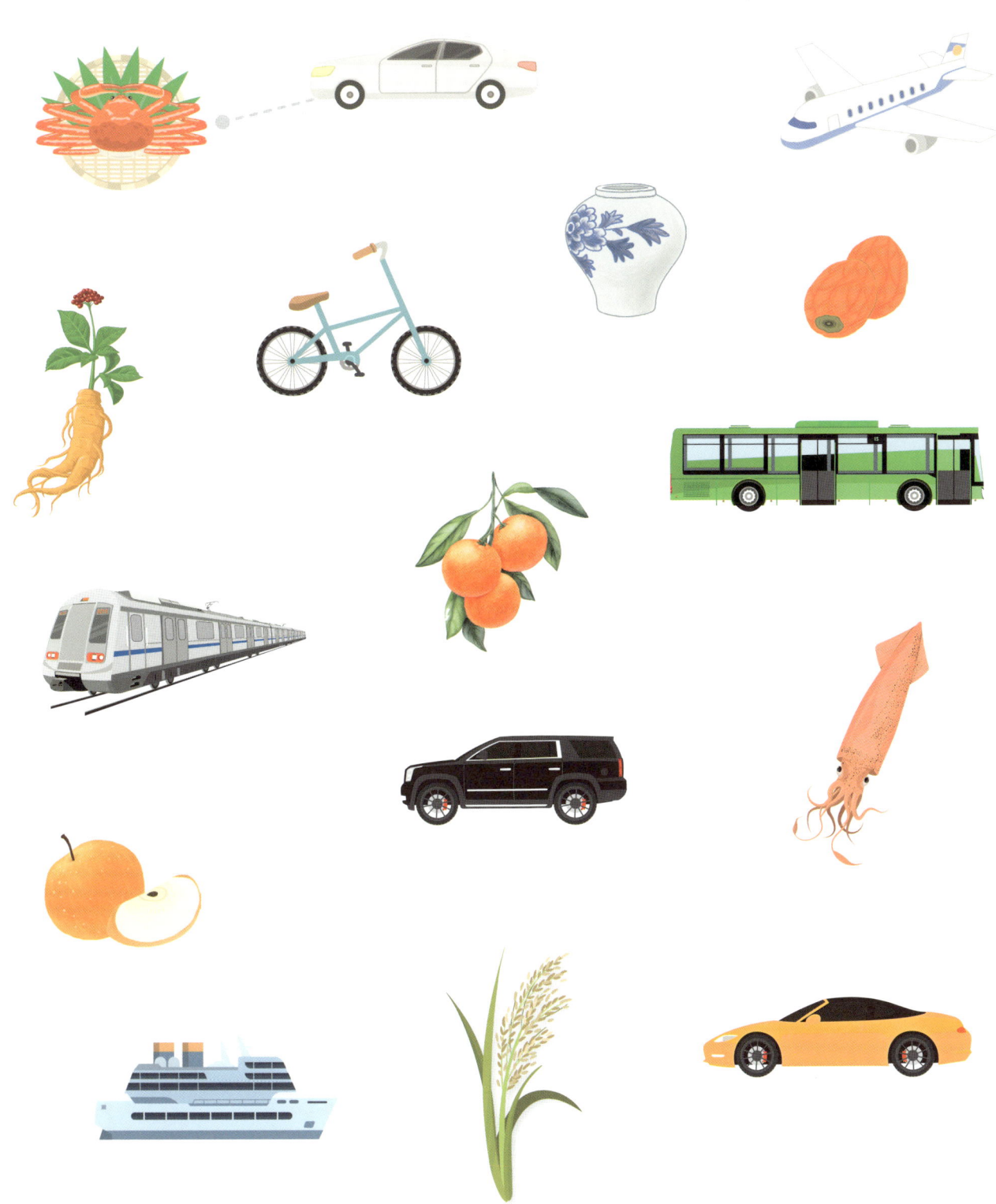

연결해 보기

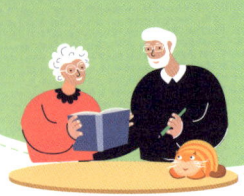

보기 와 같은 방법으로 옷, 동물, 음식을 번갈아 가며 선으로 연결해 보세요.

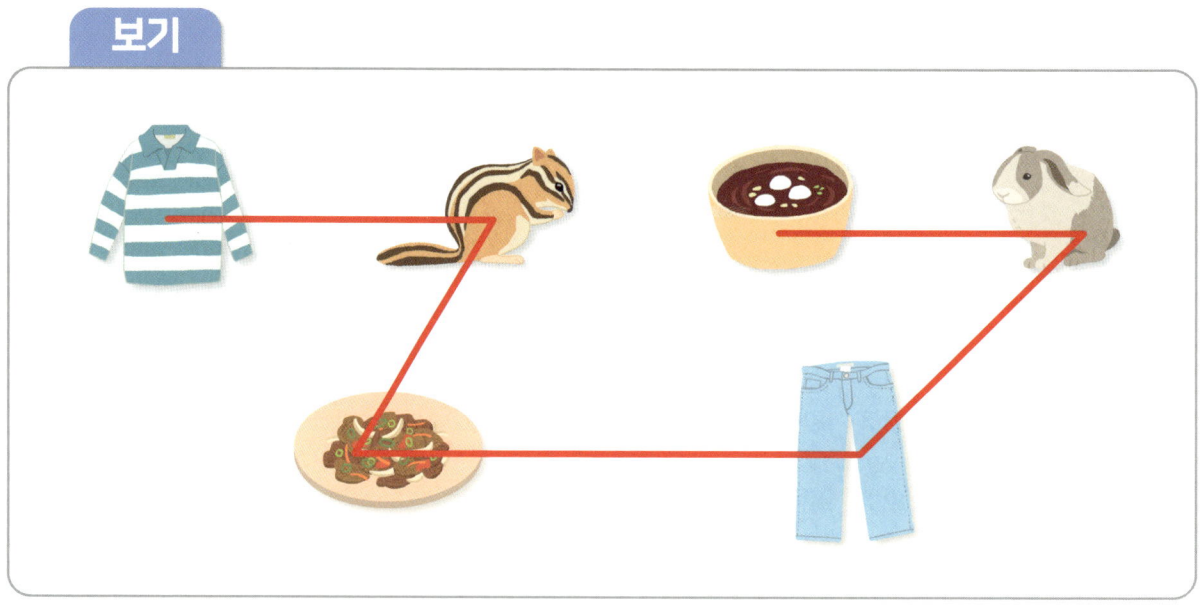

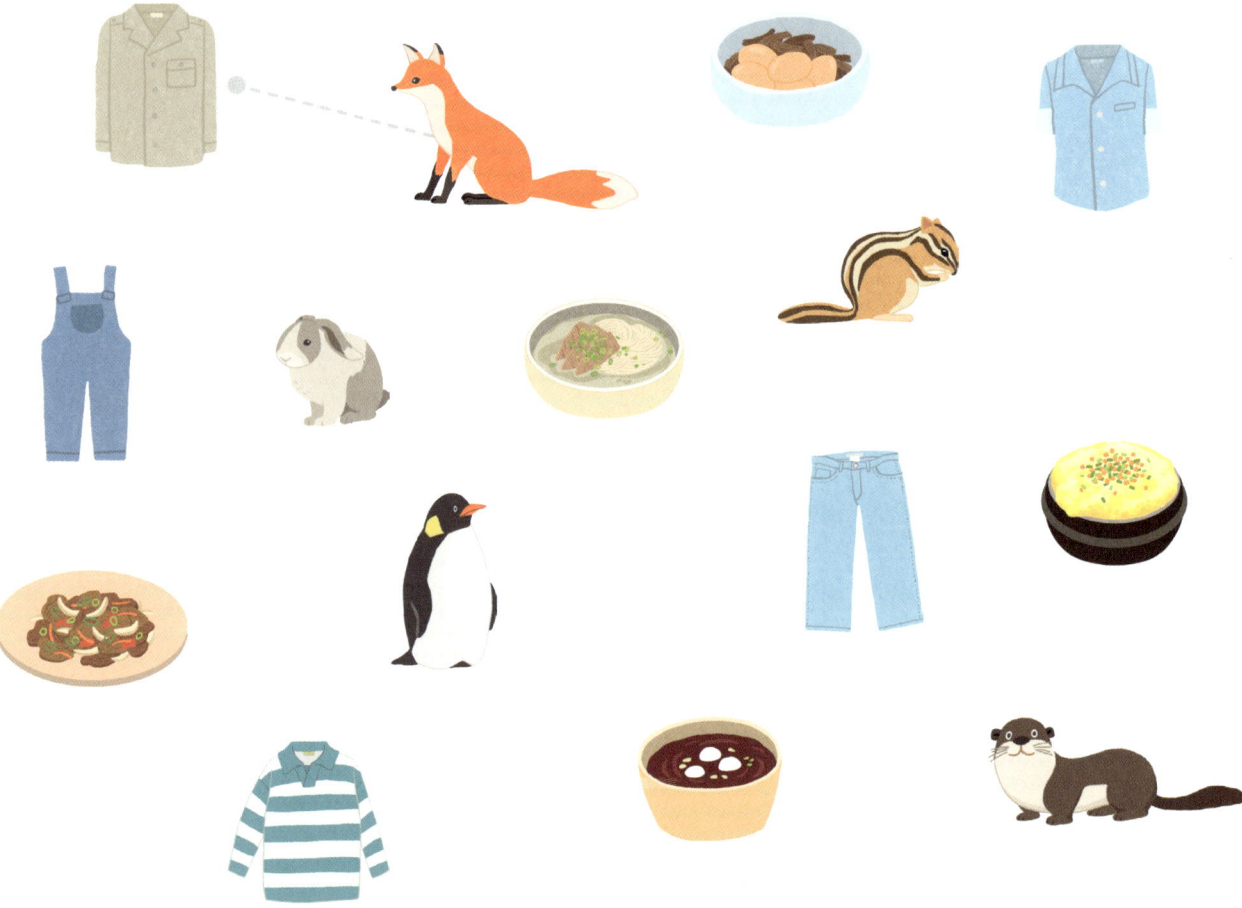

낱말 만들기

보기 와 같이 왼쪽에 있는 낱자로 뜻이 있는 낱말을 만들어 보세요.

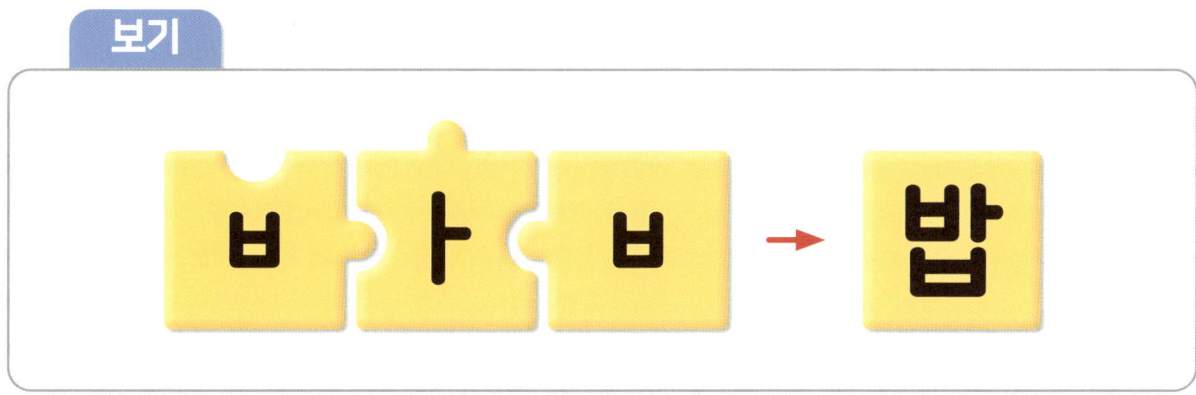

ㅍ ㅋ ㅣ ㅓ → 　　　　
힌트 : 음료

ㄹ ㅏ ㅍ ㅣ → 　　　　
힌트 : 곤충

낱말 만들기

🧠 왼쪽에 있는 낱자로 뜻이 있는 낱말을 만들어 보세요.

ㅂ ㅅ ㅡ ㅓ → [　　　]

힌트 : 교통수단

ㅊ ㄱ ㅈ ㅣ
ㅏ ㅗ ㅂ → [　　　]

힌트 : 전통집

ㄱ ㄱ ㅏ ㅣ
ㄴ ㅅ ㅖ → [　　　]

힌트 : 사물

색칠하기

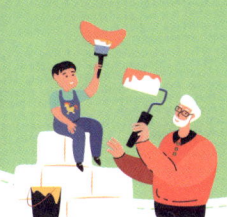

보기 와 같은 방법으로 빈칸에 알맞게 색칠해 보세요.

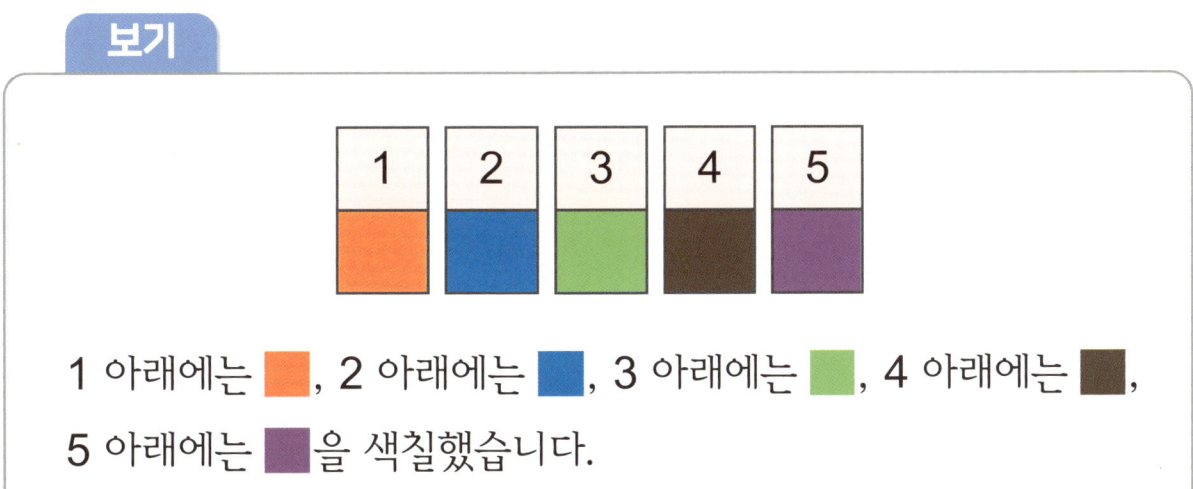

1 아래에는 🟥, 2 아래에는 🟧, 3 아래에는 🟨, 4 아래에는 🟩, 5 아래에는 🟩을 색칠해 보세요.

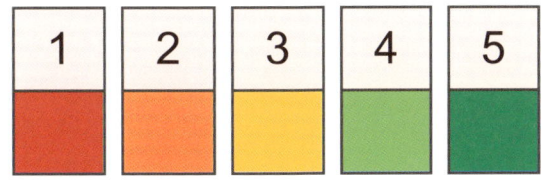

1	3	4	1	5	2	5	1	3	4
4	2	1	5	4	3	2	5	1	4

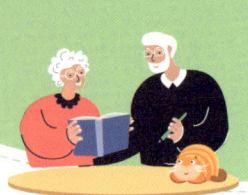

따라서 그리기

 보기 와 같이 빈칸에 들어갈 모양을 알맞게 그려 보세요.

보기

1	2	3
◇	+	○

1	3	2	1	3	2	3	1	3	2
◇	○	+	◇	○	+	○	◇	○	+

1 아래에는 ◇, 2 아래에는 +, 3 아래에는 ○를 그렸습니다.

1 아래에는 ◇, 2 아래에는 +, 3 아래에는 ○를 그려 보세요.

1	2	3
◇	+	○

2	1	2	1	3	1	3	2	3	2
3	2	1	2	3	1	3	2	1	3

단어 찾기

다음은 전래동화 '호랑이와 나무꾼' 이야기의 일부입니다. 이야기를 읽고, '어머니'라는 단어가 몇 번 나오는지 세어 보세요. (　　　)번

형이 산에 나무하러 갔다가 돌아오지 않는 것은 형이 호랑이로 변해서 그렇다고 했습니다.
호랑이는 속은 줄도 모르고 슬퍼했습니다.
그리고 자신의 모습을 어머니께 보여 드리고 싶지 않았습니다.
그래서 나무꾼에게 어머니를 잘 부탁한다며, 집으로 보내 주었습니다.
그 후로 호랑이는 나무꾼의 집에 돼지, 토끼 같은 동물을 잡아서 주었습니다.
모자는 호랑이 때문에 행복하게 잘살 수 있었습니다.
그러던 어느 날 어머니께서 돌아가시고 말았습니다.
얼마 뒤 무덤에 가니, 그 호랑이가 죽어 가고 있었습니다.
호랑이는 어머니가 돌아가셨으니 자기가 살 이유가 없다고 말했습니다.
호랑이는 결국 죽고 말았고, 호랑이의 행동에 깊은 감동을 한 나무꾼은 슬펐습니다.
나무꾼은 어머니의 무덤 옆에 호랑이를 잘 묻어 주었습니다.

혼자만 지내는 사람이 인지 저하 위험이 더 높다고 합니다.

꾸준히 사회 활동을 많이 하세요.

다른 모양 찾기

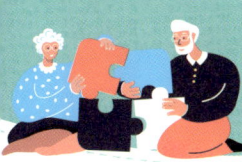

새 네 마리가 있습니다. 모양이 다른 새 한 마리를 찾아 번호를 써 보세요.

( )

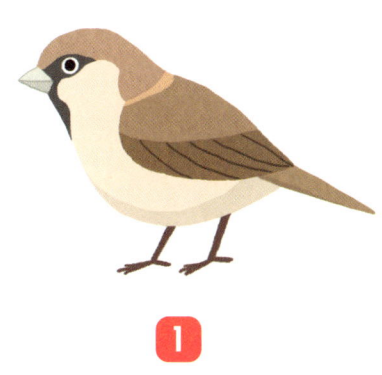
1

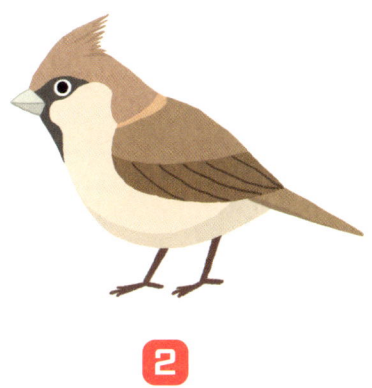
2

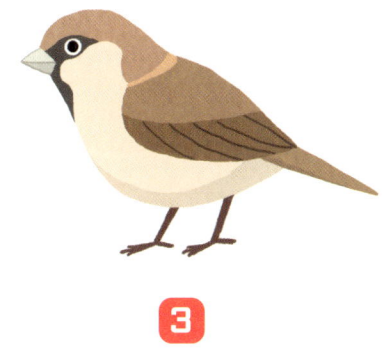
3

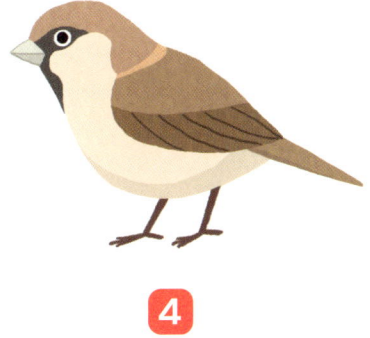
4

다른 모양 찾기

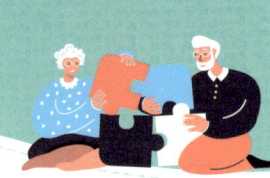

조중선 씨가 종이에 찍은 도장입니다. 모양이 다른 것을 찾아 번호를 써 보세요. (   )

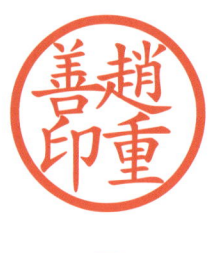
1

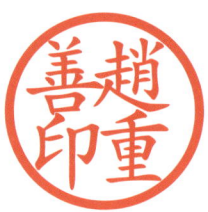
2

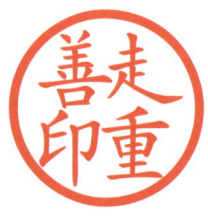
3

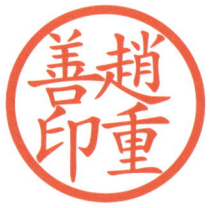
4

다른 모양 찾기

어린이가 좋아하는 장난감입니다. 모양이 다른 것을 찾아 번호를 써 보세요. (   )

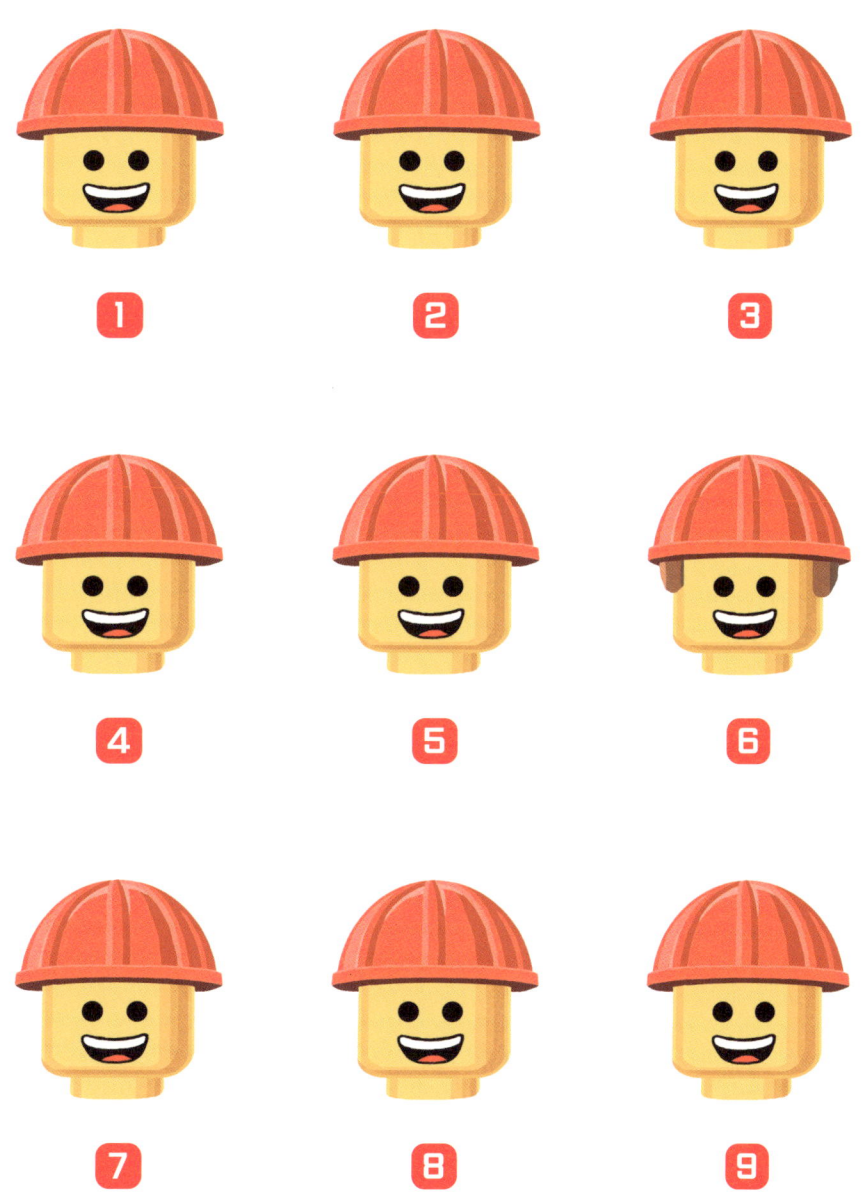

다른 모양 찾기

예쁜 꽃이 그려진 그릇입니다. 모양이 다른 것을 찾아 번호를 써 보세요.
( )

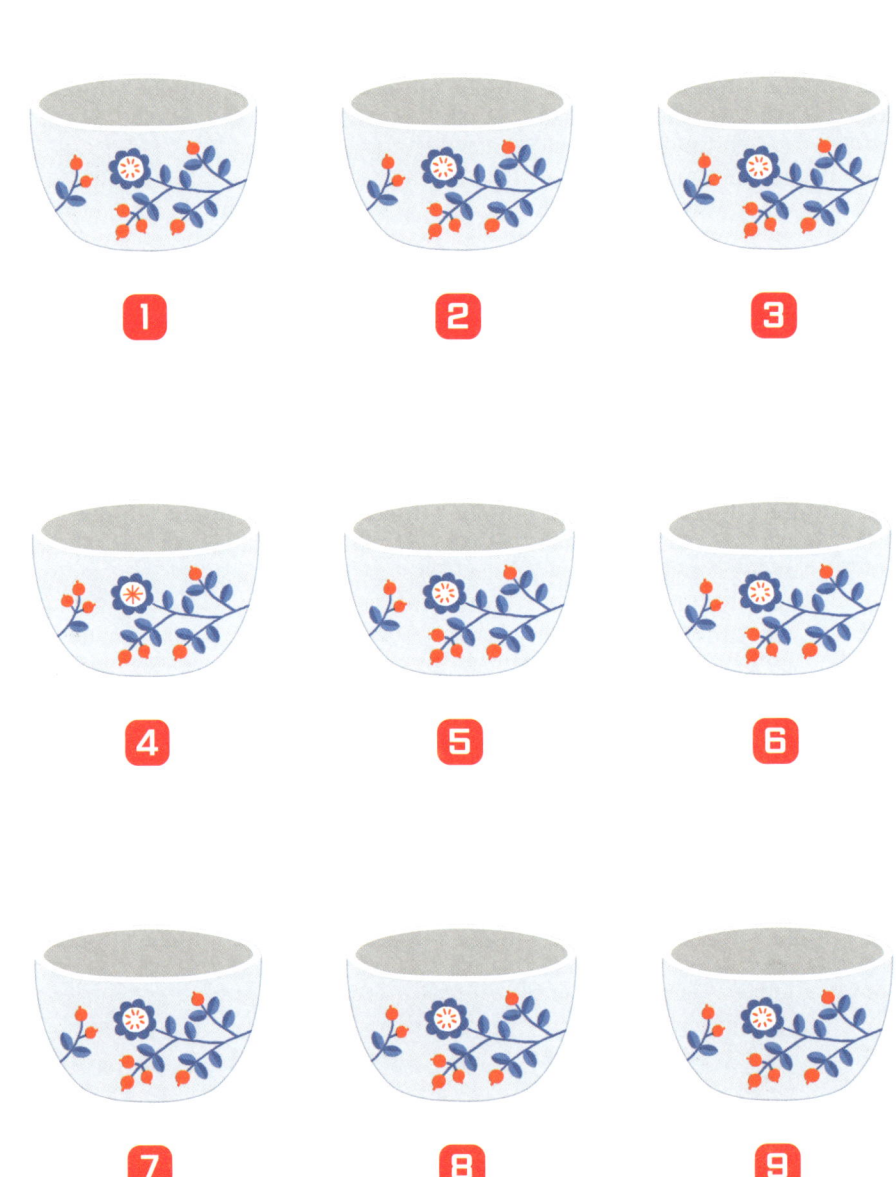

기억하기

강희정 씨는 낙지볶음을 만들기 위해 **고춧가루**, **낙지**, **파**를 사려고 합니다. 희정 씨가 사려는 물건을 외워 보세요.

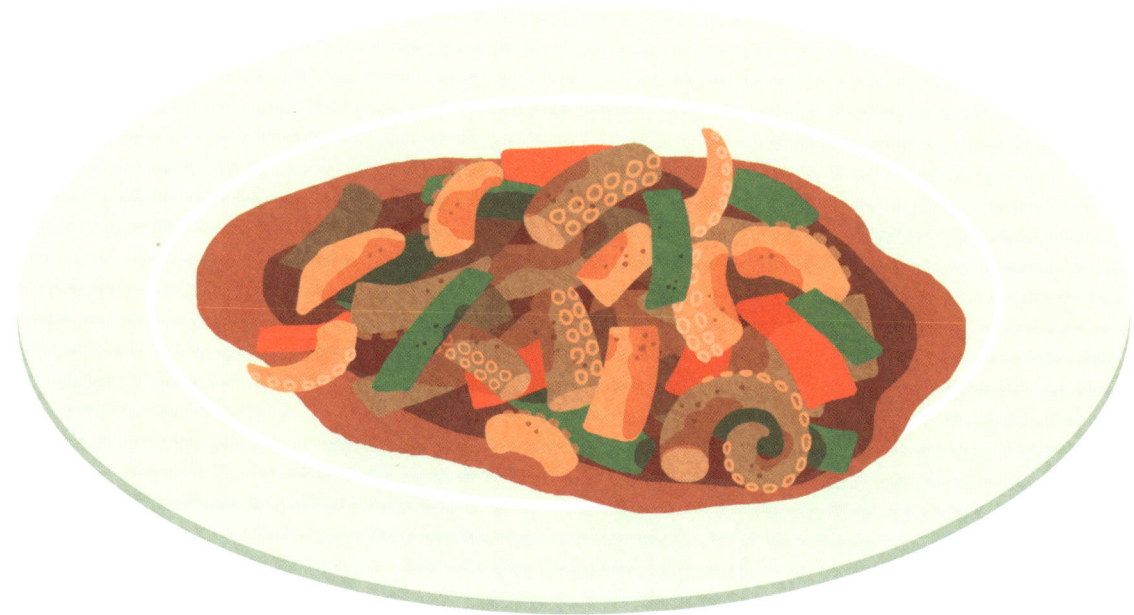

기억하기

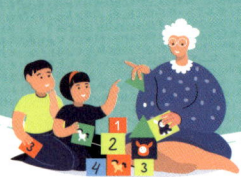

희정 씨가 낙지볶음을 만들기 위해 사려는 것은 무엇이었나요? 빈칸에 써 보세요.

1.

2.

3.

기억하기

강희정 씨는 낙지볶음을 만들기 위해 고춧가루, 낙지, 파를 사려고 합니다. 희정 씨가 사려는 물건을 다음과 같은 방법으로 외워 보세요.

> 여러 가지 정보를 외우기 위한 방법에는 외워야 할 정보를 의미 있는 그림으로 만들어서 외우는 방법이 있습니다. 아래의 그림과 문장을 자세히 살펴보면서 외워 보세요.

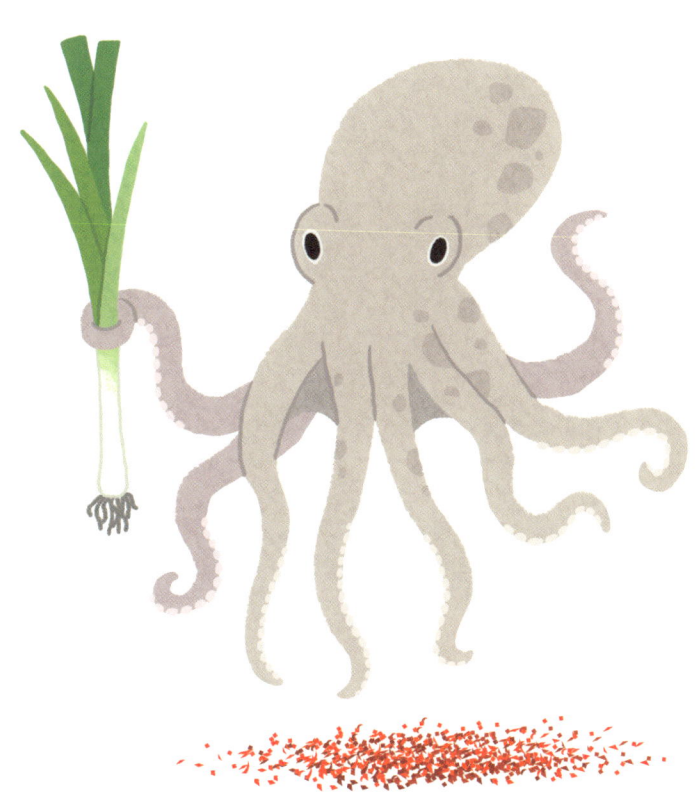

고춧가루가 뿌려진 바닥 위에 낙지가 파를 들고 서 있습니다.

기억하기

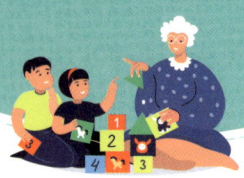

희정 씨가 낙지볶음을 만들기 위해 사려는 것은 무엇이었나요? 빈칸에 써 보세요.

1.

2.

3.

기억하기

 정만 씨는 오랜만에 동창 용섭 씨를 만났습니다. 정만 씨는 용섭 씨와 저녁으로 오리구이와 계란찜이 먹고 싶었습니다.

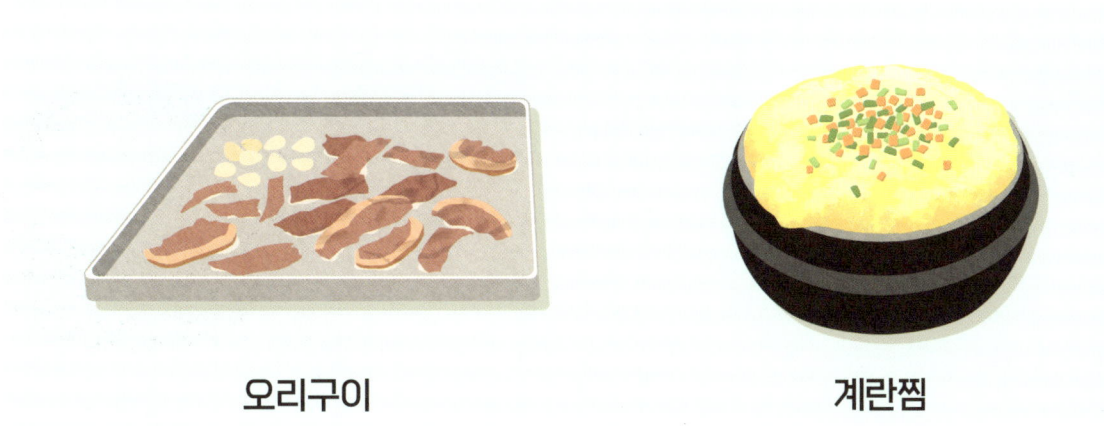

오리구이 계란찜

그러나 용섭 씨가 점심 식사로 오리구이를 먹었다고 하여, 설렁탕과 된장찌개를 먹으러 가게 되었습니다.

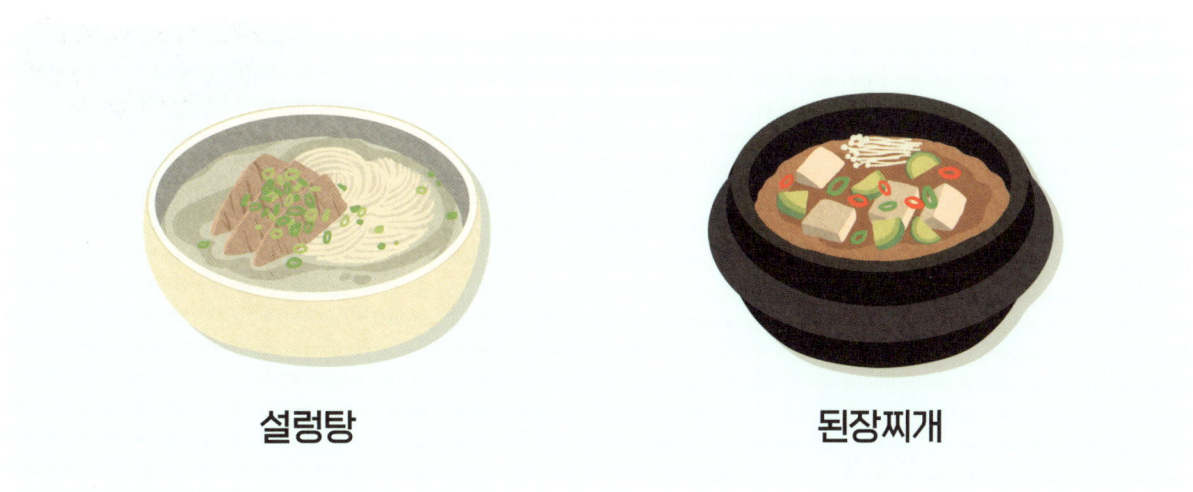

설렁탕 된장찌개

기억하기

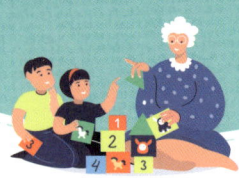

🧠 정만 씨가 용섭 씨를 만가기 전, 먹고 싶어 했던 음식을 모두 골라 번호를 써 보세요. (   )

1
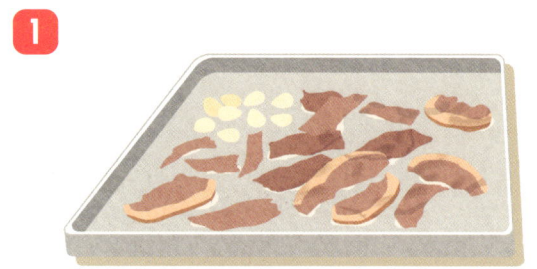
오리구이

2
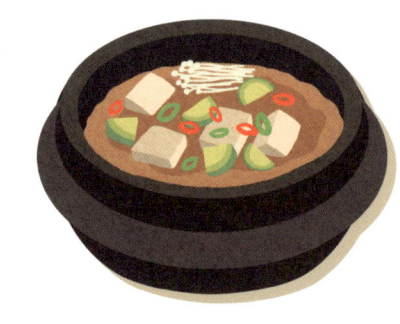
된장찌개

3
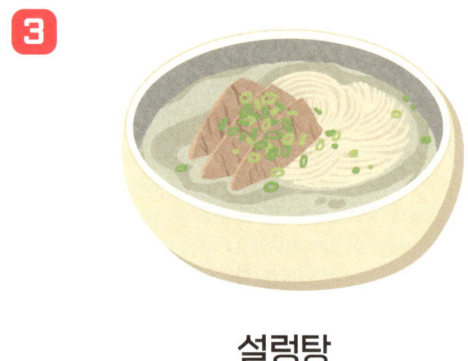
설렁탕

4
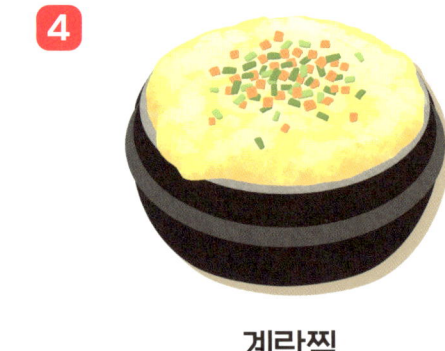
계란찜

색 구별하기

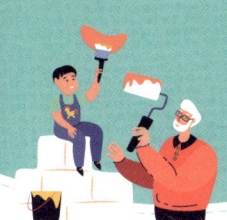

다음 그림에는 영어가 적혀 있습니다. 어떤 영어가 적혀있는지 골라 번호를 써 보세요. (　　　)

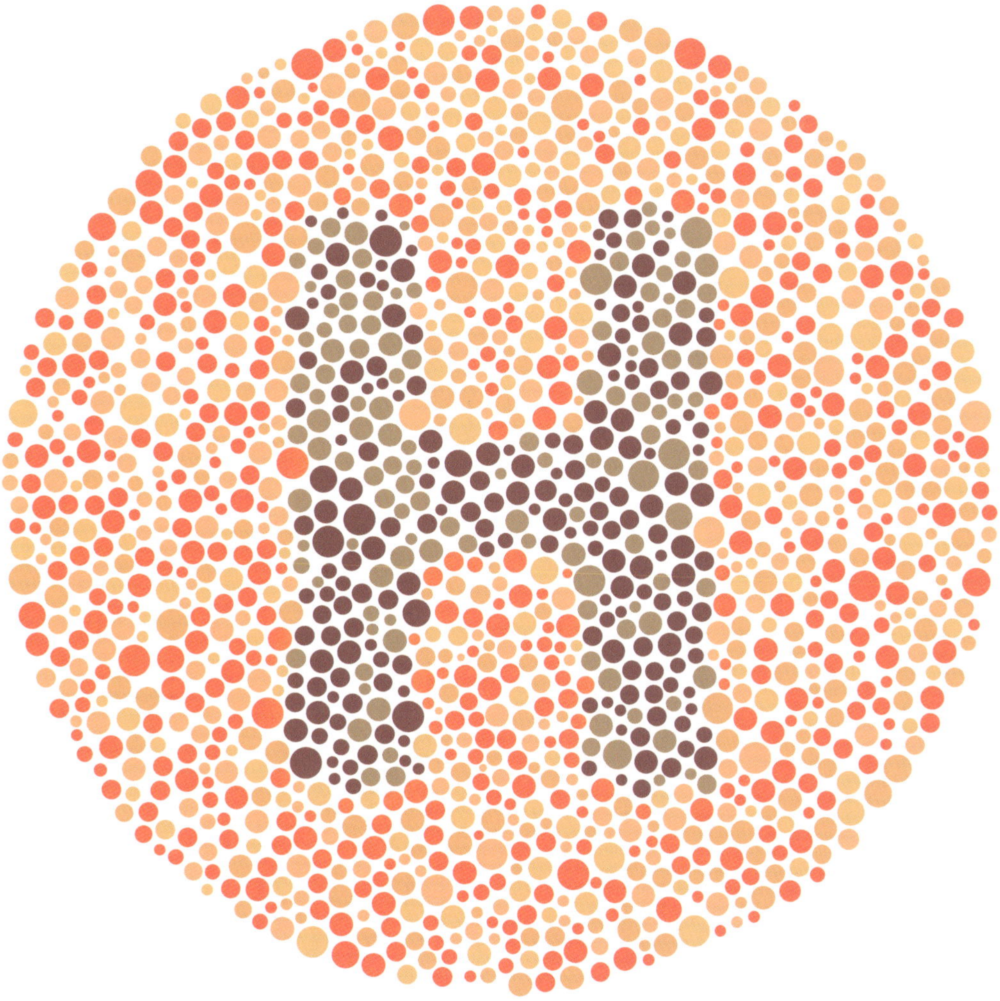

❶ B　　❷ H　　❸ P　　❹ E

숫자 연결하여 색칠하기

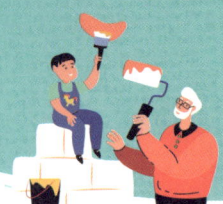

1부터 80까지의 수를 순서대로 연결해 보고, 색칠해 보세요.

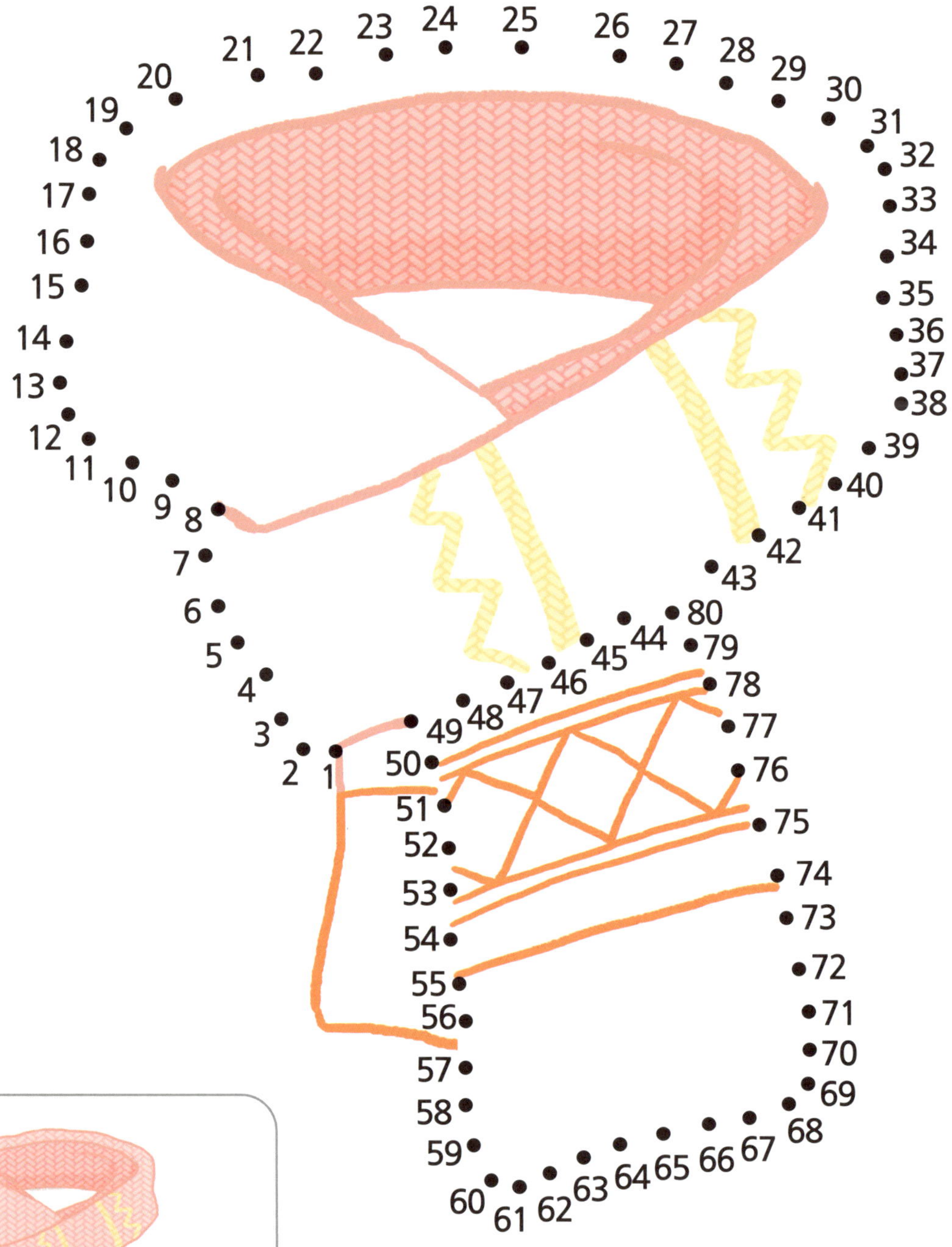

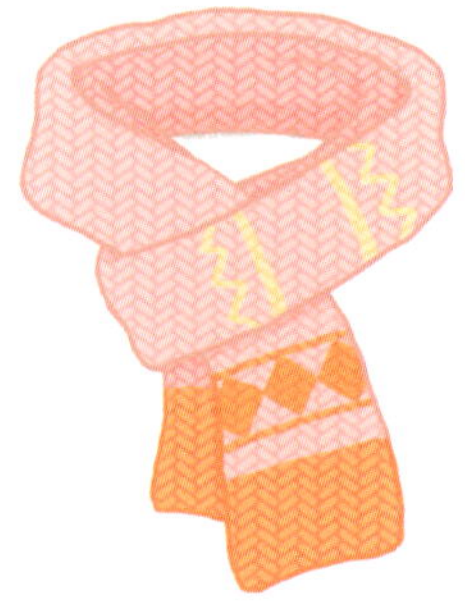

보기

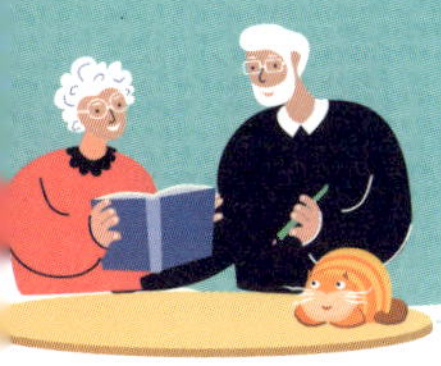

연결해 보기

 다음은 과일과 동물입니다. 과일과 동물을 번갈아 가며 선으로 연결해 보세요.

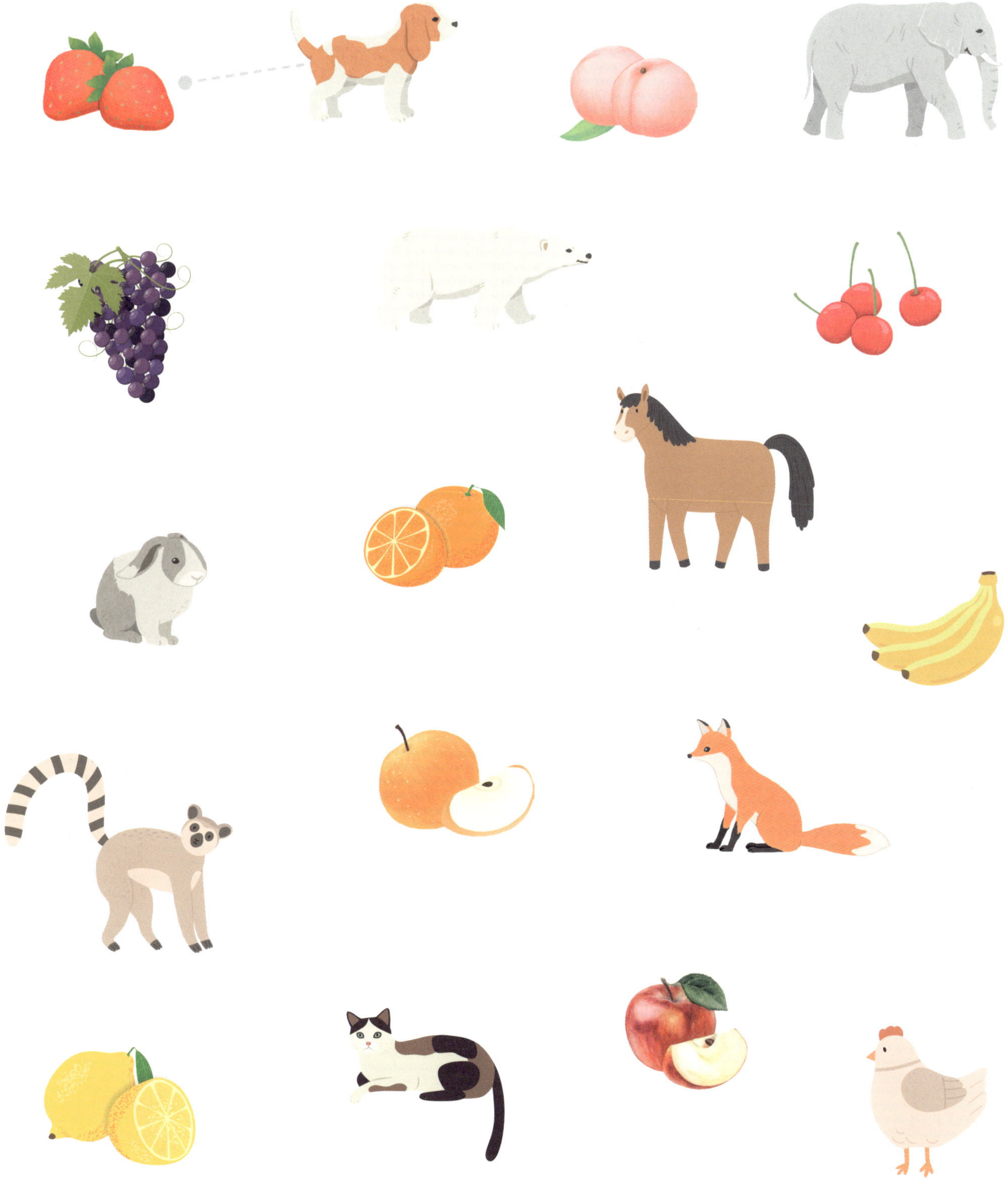

연결해 보기

다음은 화투, 악기, 꽃입니다. 화투, 악기, 꽃을 번갈아 가며 선으로 연결해 보세요.

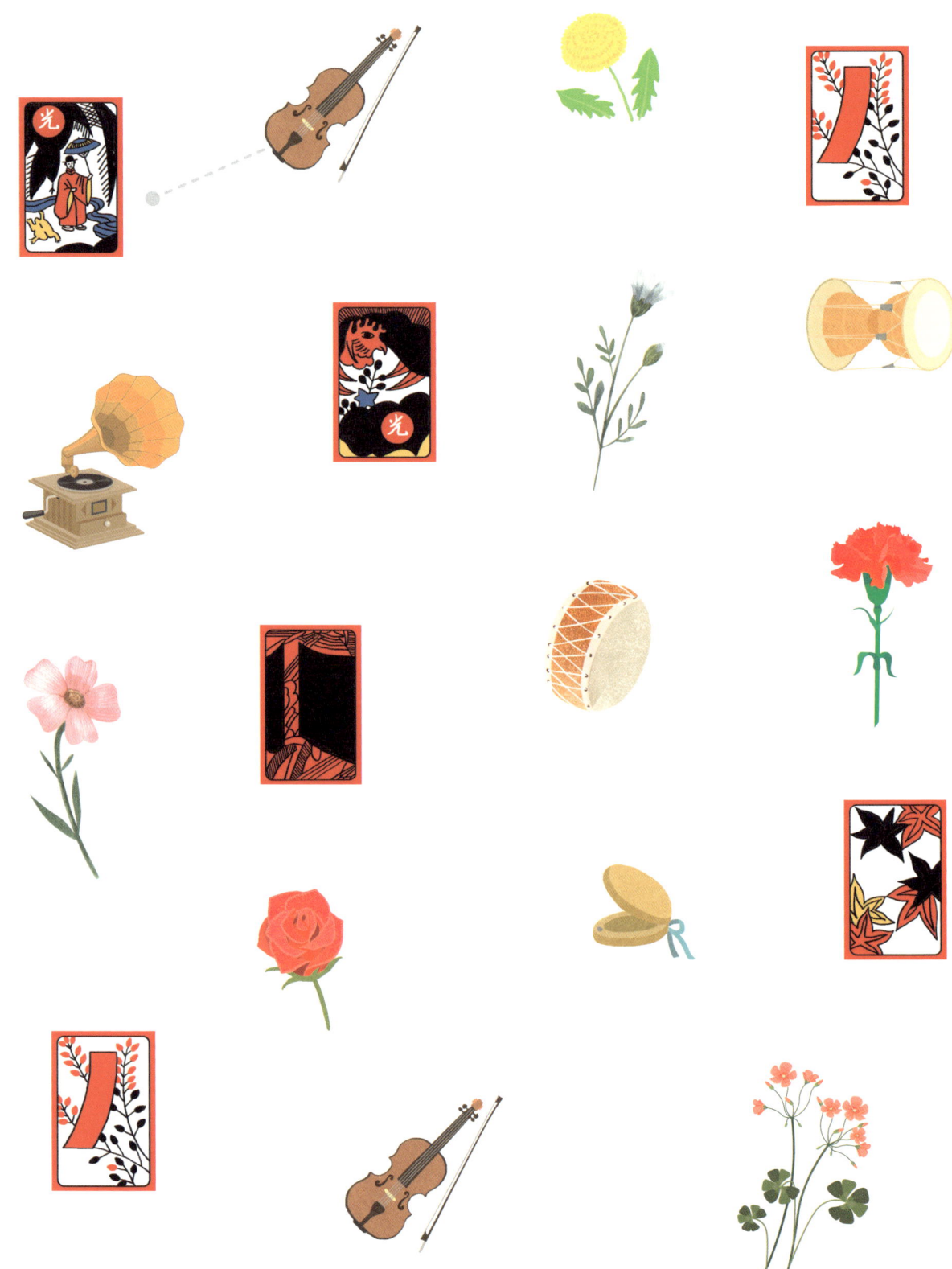

동시에 그리기

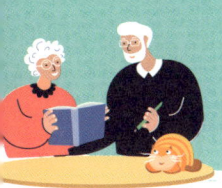

오른손과 왼손을 동시에 사용하여 점선을 따라 그려 보세요.

왼손　　　　　　　　　오른손

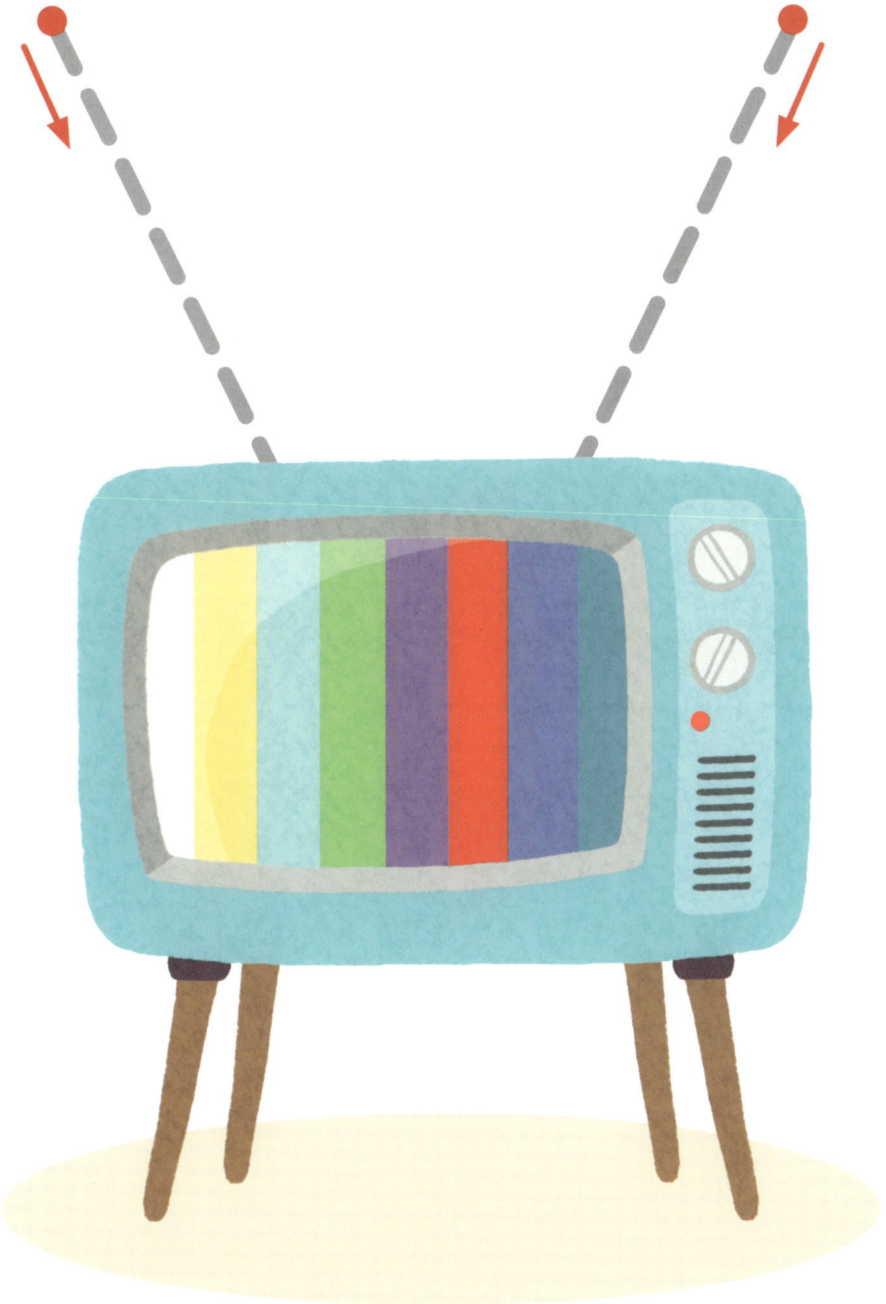

동시에 그리기

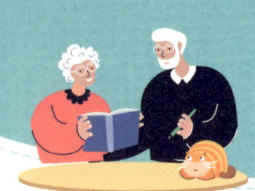

오른손과 왼손을 동시에 사용하여 점선을 따라 그려 보세요.

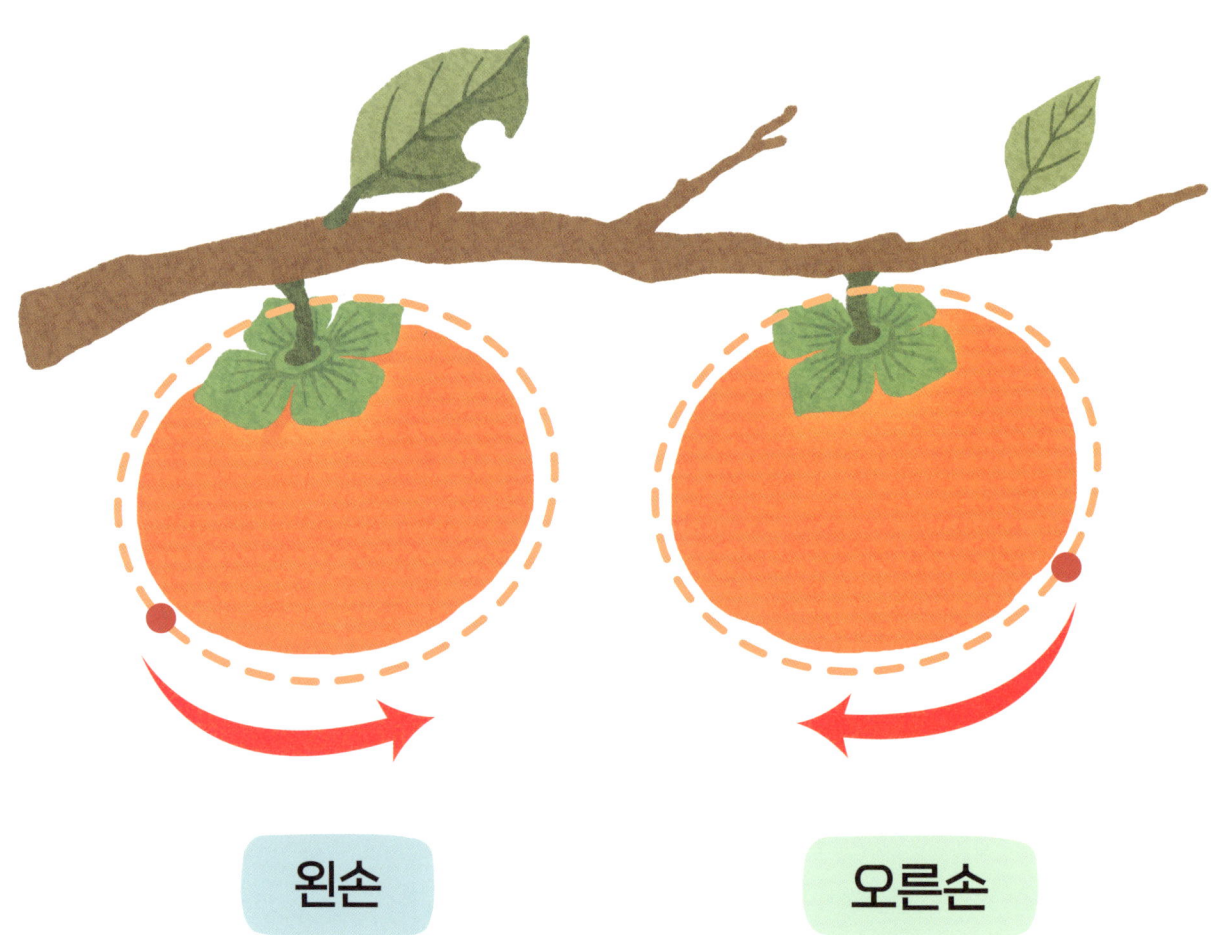

왼손 　 오른손

모양 합치기

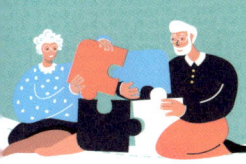

두 개의 모양을 하나로 합치면 어떤 모양이 될까요. 보기 와 같이 모양을 합쳐 보세요.

보기

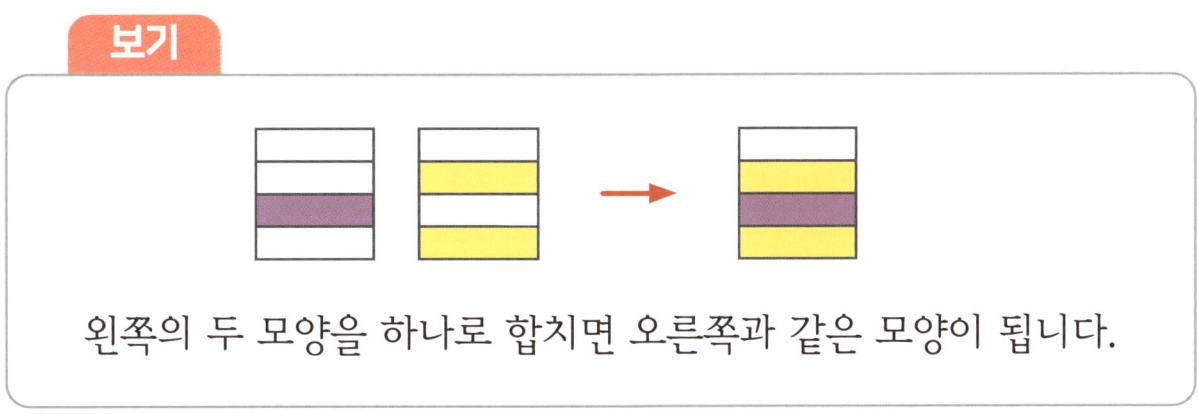

왼쪽의 두 모양을 하나로 합치면 오른쪽과 같은 모양이 됩니다.

하나로 합친 모양을 보라색과 노란색 색연필로 색칠해 보세요.

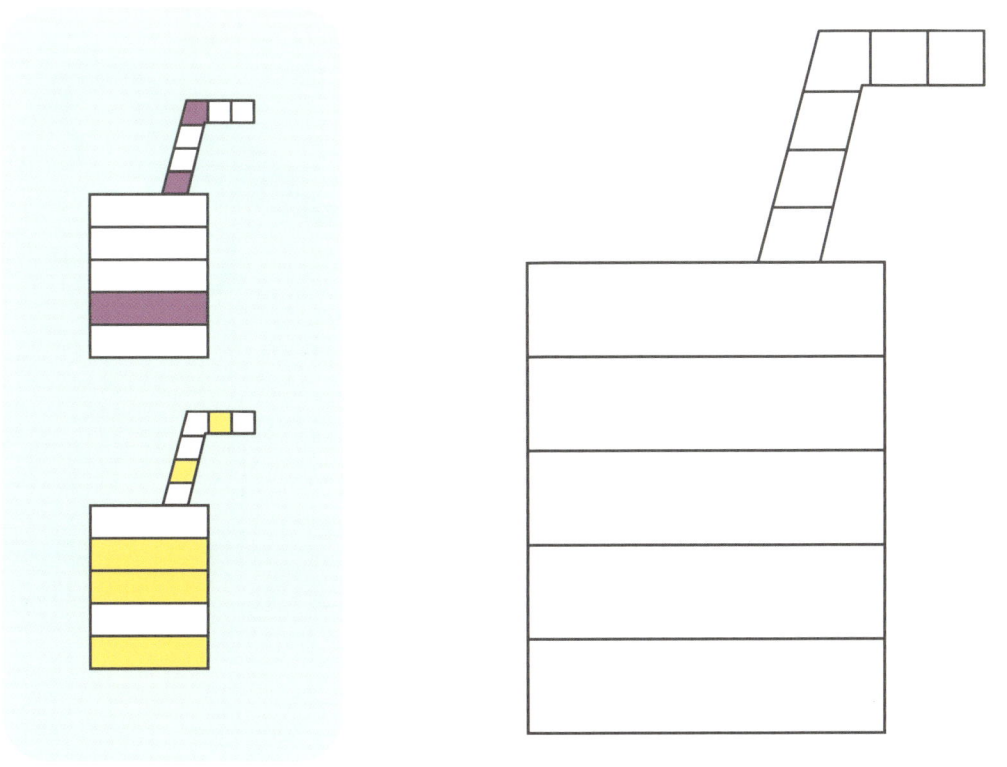

모양 합치기

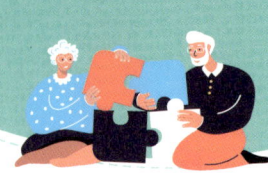

두 개의 모양을 하나로 합치면 어떤 모양이 될까요. 보기 와 같이 모양을 합쳐 보세요.

보기

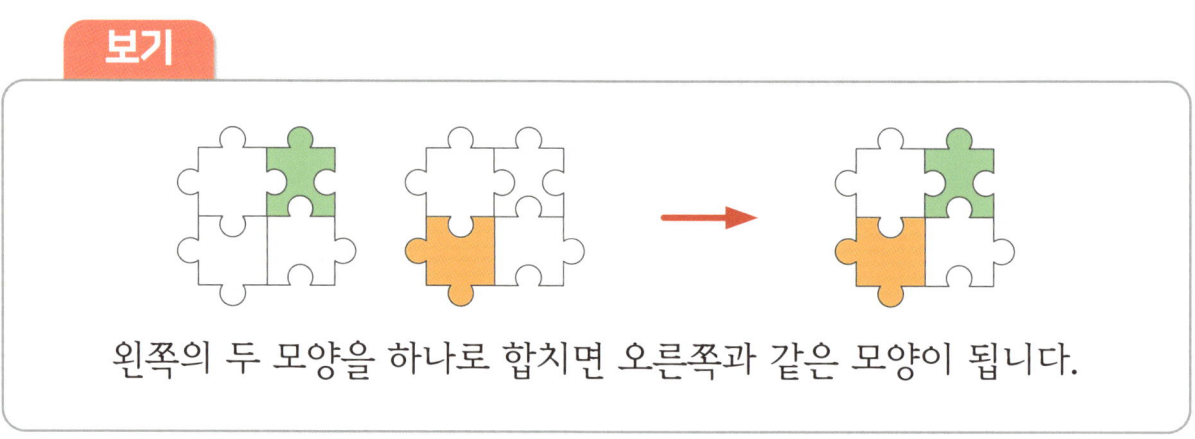

왼쪽의 두 모양을 하나로 합치면 오른쪽과 같은 모양이 됩니다.

하나로 합친 모양을 연두색과 주황색 색연필로 색칠해 보세요.

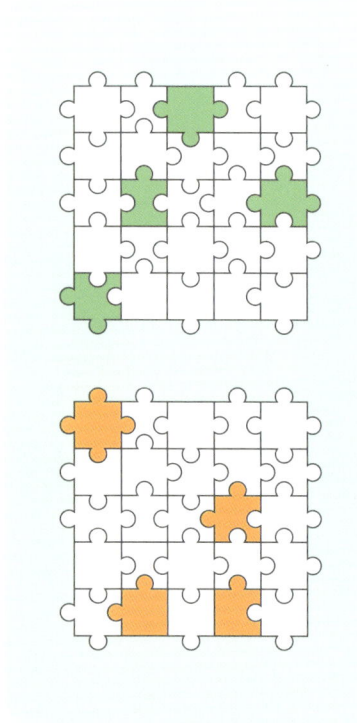
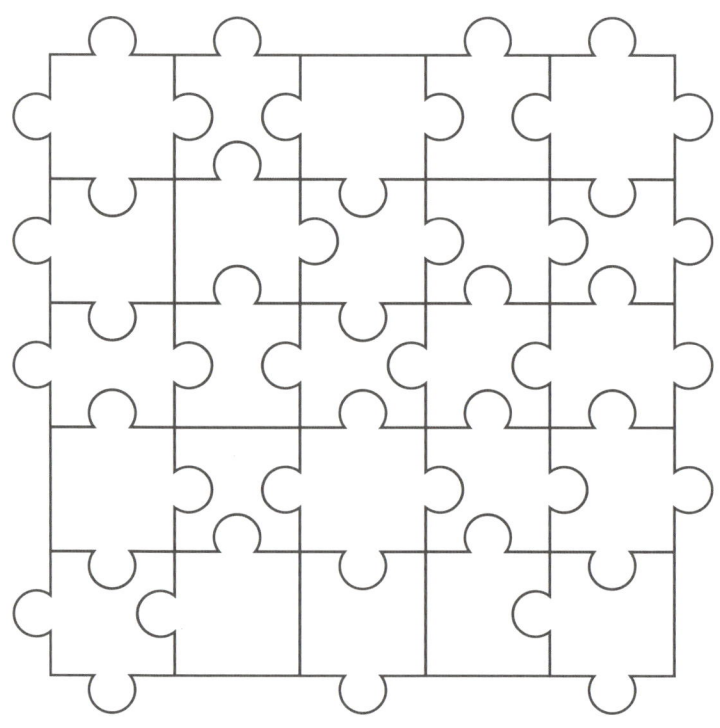

길 따라가기

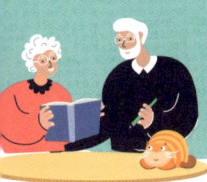

재순 씨는 무악재역에서 출발하여 신촌역에 가려고 합니다. 재순 씨가 가야 하는 길을 노선도에 그려 보고 다음 물음에 답하세요.

역이름	출발역	환승역	도착역
	무악재(3호선)	을지로 3가(2호선)	신촌(2호선)

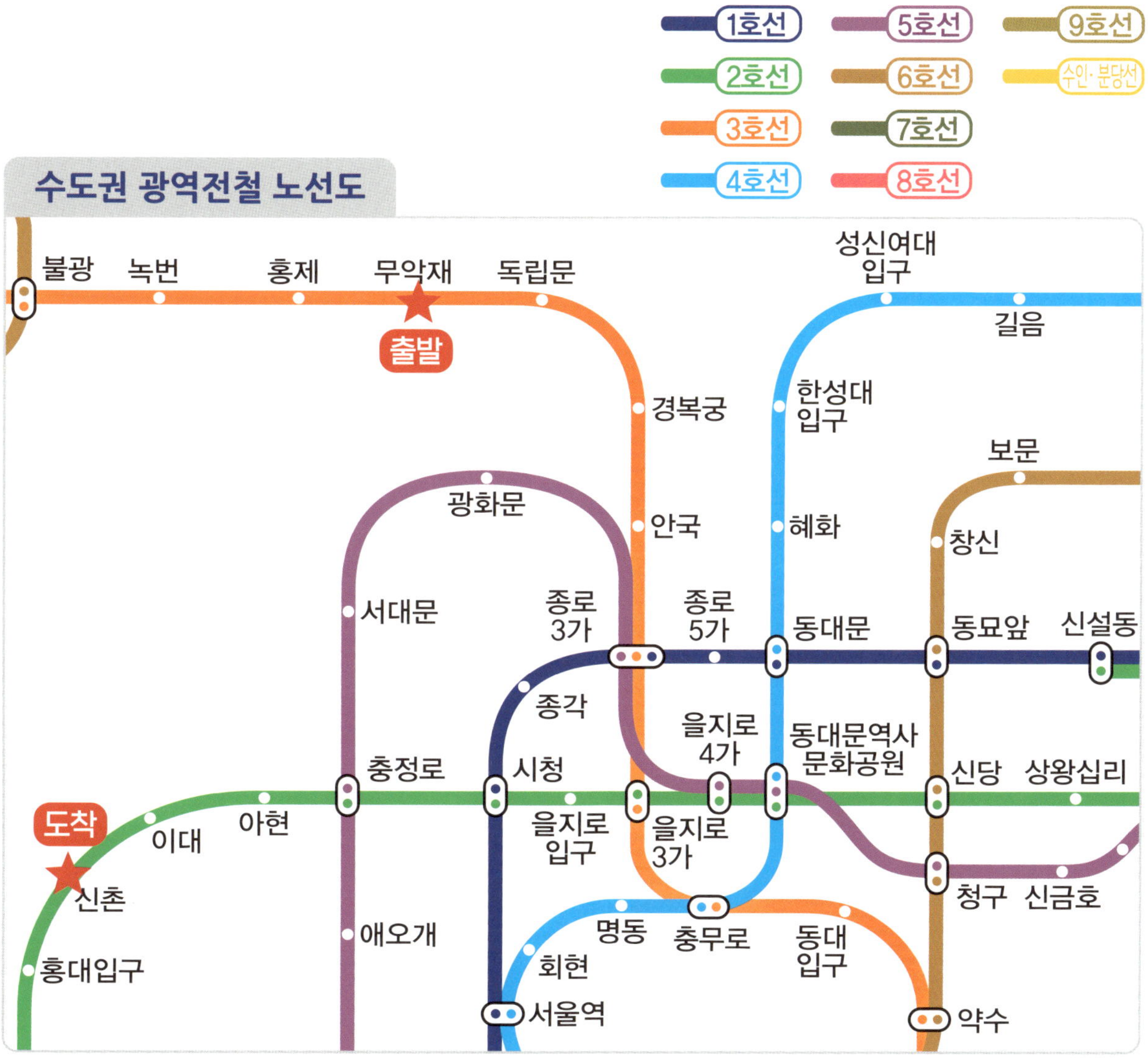

무악재역에서 신촌역 사이에는 모두 몇 개의 정거장이 있습니까?

( )개

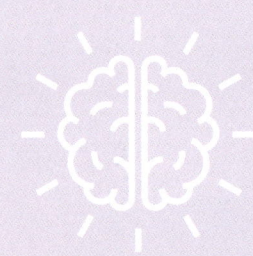

인지 저하는 과도한 포화지방과 지방 섭취 및 음주, 흡연이 영향을 미칩니다.

인지 저하를 예방하고 좋은 영양상태를 유지하기 위해 제때 골고루,

적당히 먹는 것이 중요합니다.

기억하기

전순분 씨는 친구와 등산을 가기 위해 물, 모자, 지팡이를 사려고 합니다. 순분 씨가 사려는 물건을 외워 보세요.

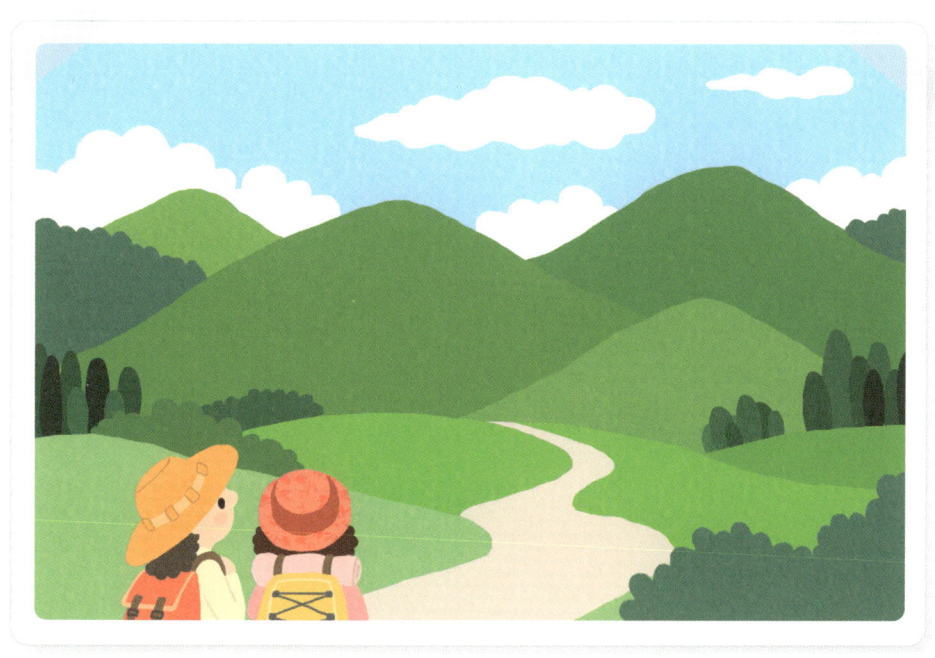

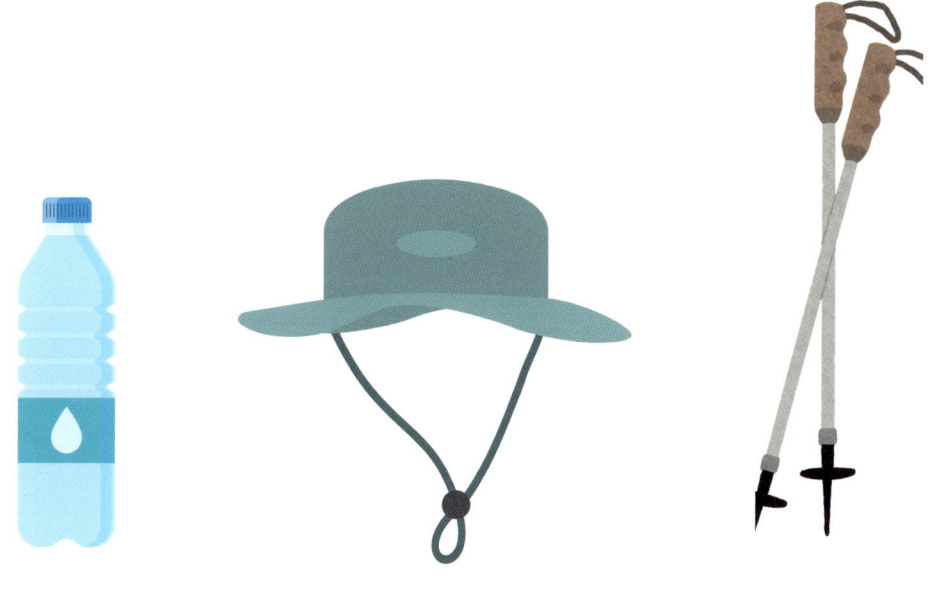

기억하기

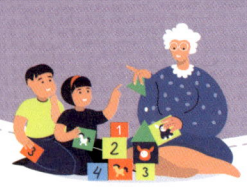

순분 씨가 등산을 가기 위해 사려는 것은 무엇이었나요? 빈칸에 써 보세요.

1.

2.

3.

기억하기

전순분 씨는 등산을 가기 위해 물, 모자, 지팡이를 사려고 합니다. 순분 씨가 사려는 물건을 다음과 같은 방법으로 외워 보세요.

여러 가지 정보를 외우기 위한 방법에는 외워야 할 정보를 의미 있는 그림으로 만들어서 외우는 방법이 있습니다. 아래의 그림과 문장을 자세히 살펴보면서 외워 보세요.

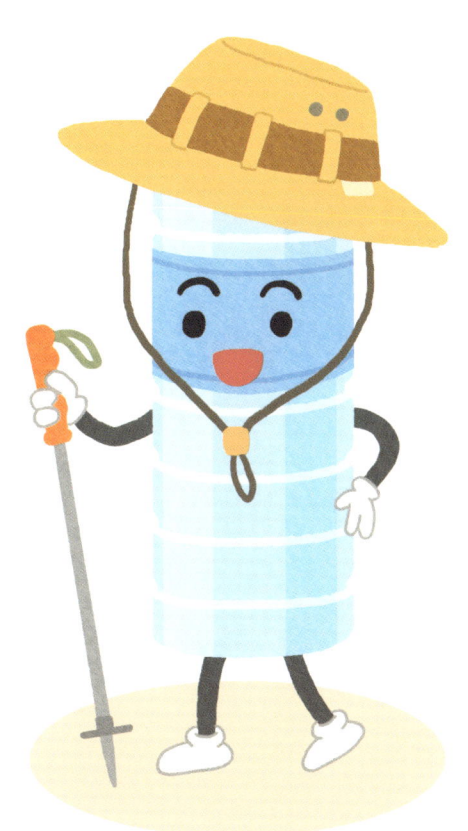

물이 모자를 쓰고 지팡이를 짚고 있습니다.

기억하기

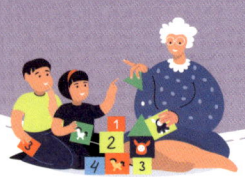

순분 씨가 등산을 가기 위해 사려는 것은 무엇이었나요? 빈칸에 써 보세요.

1.

2.

3.

기억하기

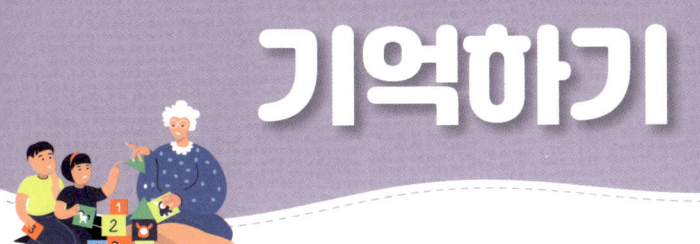

혜련 씨는 말련 씨와 점심 식사로 삼겹살을 먹고 싶었습니다.

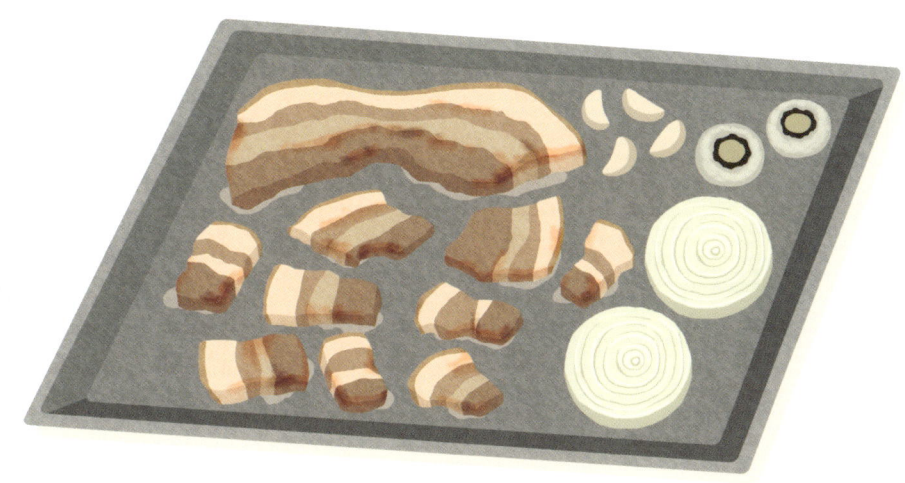

삼겹살

그러나 어제 건강검진을 받고 온 말련 씨가 콜레스테롤 수치가 높다고 하여, 기름기가 많은 삼겹살 대신 호박죽을 먹었습니다.

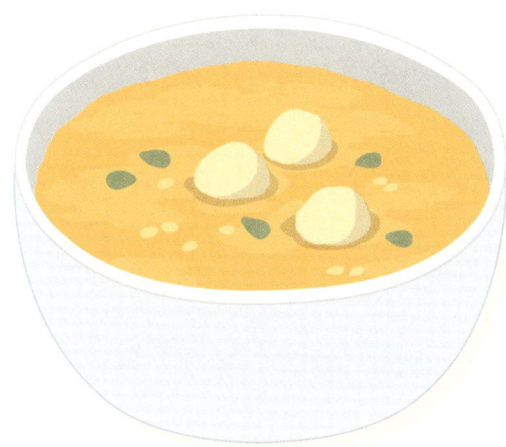

호박죽

기억하기

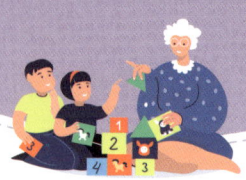

혜련 씨는 말련 씨와 결국 무엇을 먹게 되었는지 알맞은 것을 찾아 번호를 써 보세요. (   )

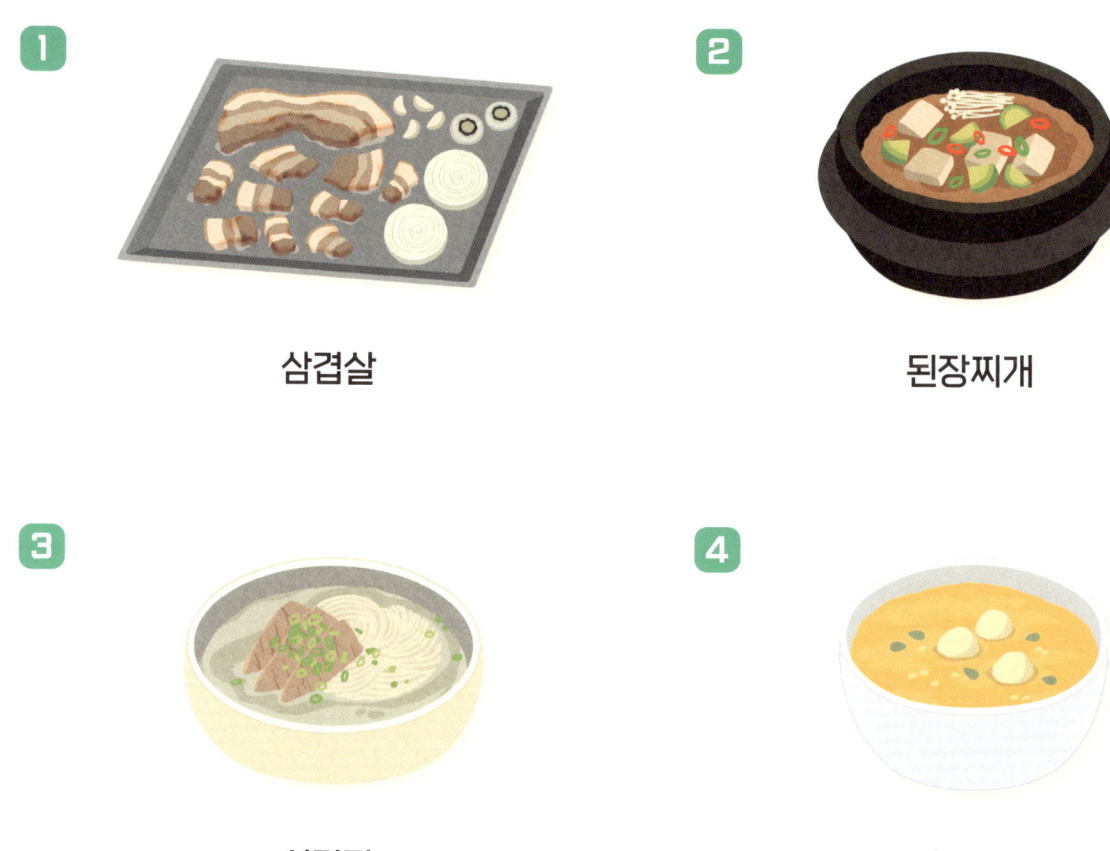

1. 삼겹살
2. 된장찌개
3. 설렁탕
4. 호박죽

순서 찾기

리본을 매는 순서대로 나열된 것을 찾아 번호를 써보세요. (   )

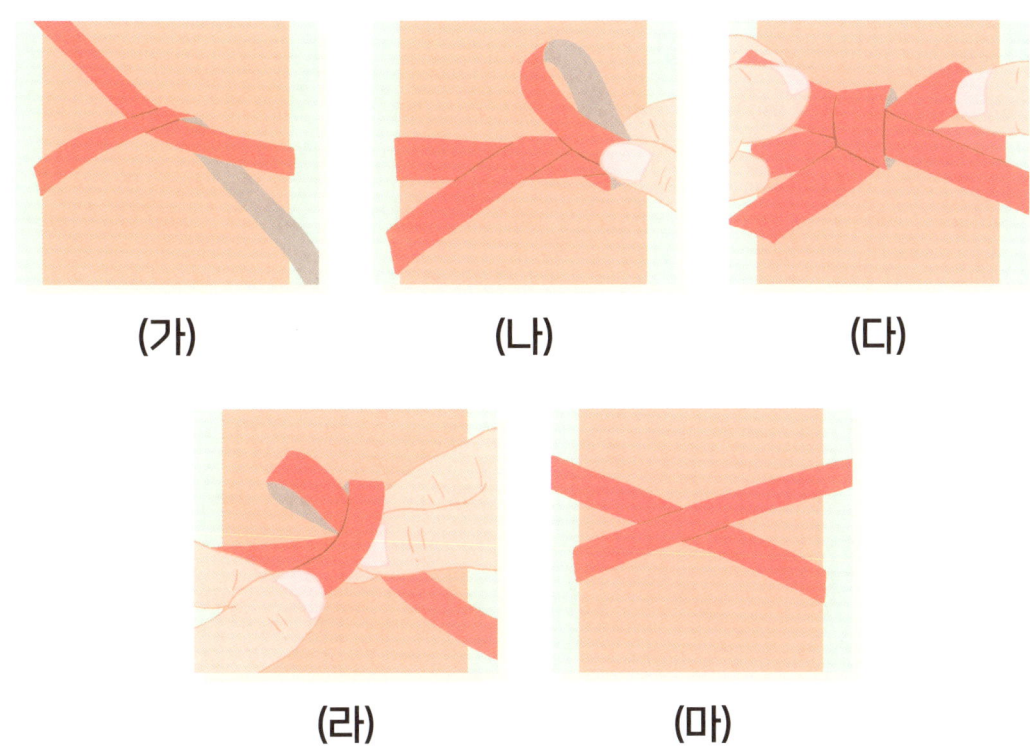

(가)   (나)   (다)

(라)   (마)

1. 다-나-가-마-라
2. 가-마-라-나-다
3. 마-가-나-라-다
4. 마-가-라-다-나

순서 찾기

다음 그림은 미형 씨가 청소를 마친 뒤 일어난 일입니다. 순서대로 바르게 나열 한 것을 찾아 번호를 써 보세요. (   )

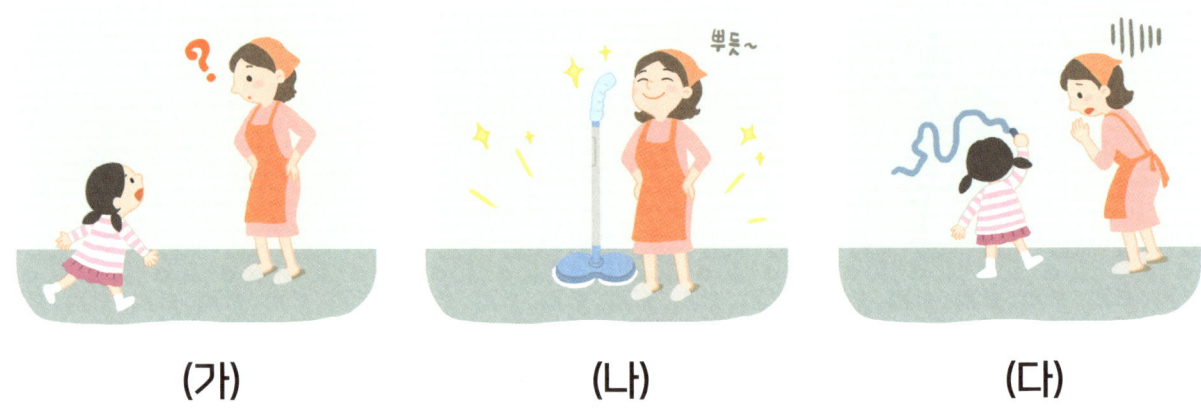

(가)   (나)   (다)

1 나-가-다   2 다-가-나

3 나-다-가   4 다-나-가

화살표 따라가기

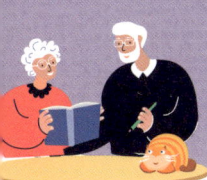

두필 씨가 사는 동네의 지도입니다. 출발지에서부터 갈림길마다 가운데 화살표를 따라 장터에 가려고 합니다. 장터가 어디에 있는지 가운데 화살표를 따라가 보고 알맞은 번호를 찾아 써 보세요. (   )

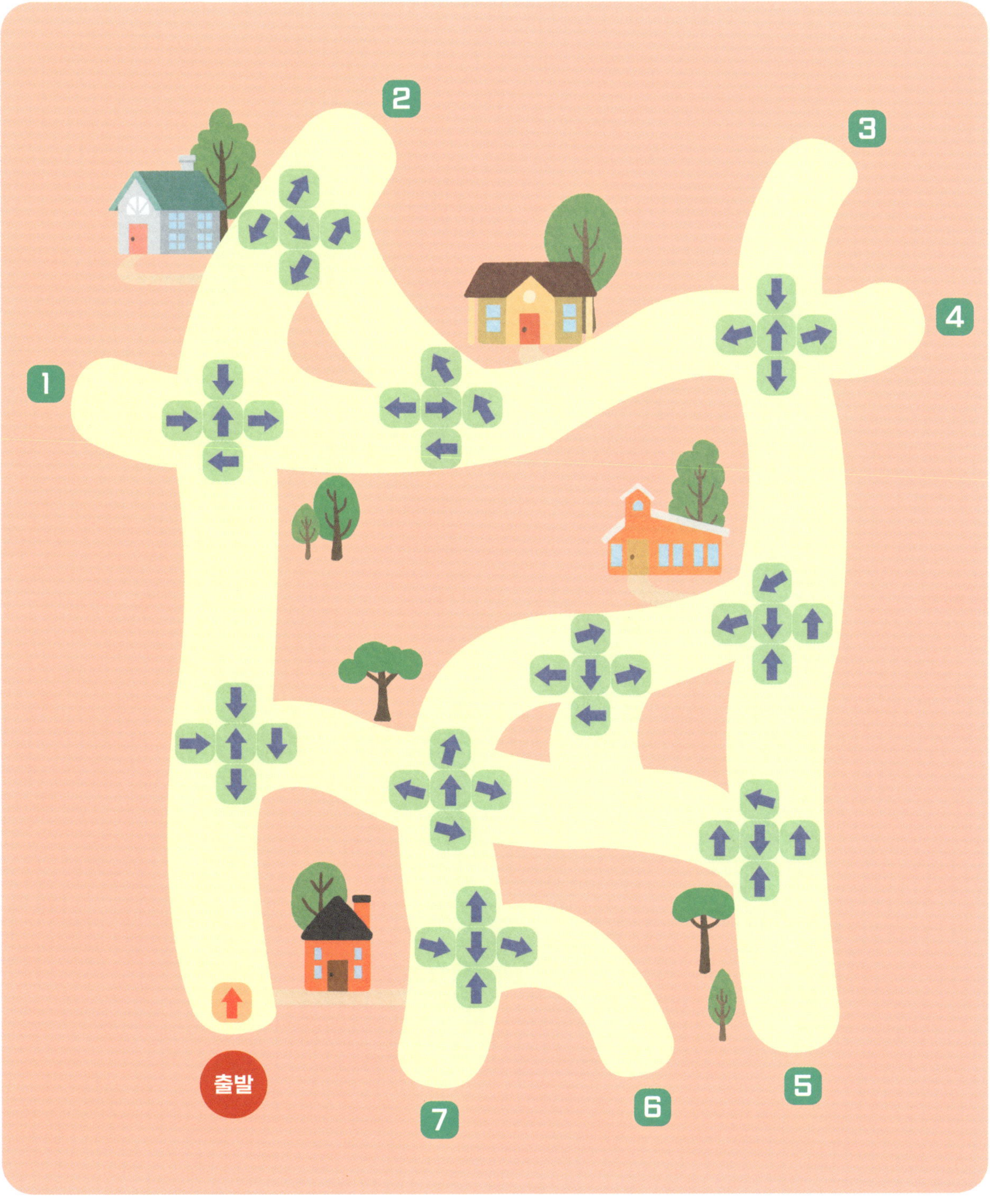

화살표 따라가기

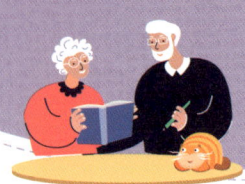

상욱 씨가 사는 동네의 지도입니다. 출발지에서부터 갈림길마다 가운데 화살표를 따라 은행에 가려고 합니다. 은행이 어디에 있는지 가운데 화살표를 따라가 보고 알맞은 번호를 찾아 써 보세요. (   )

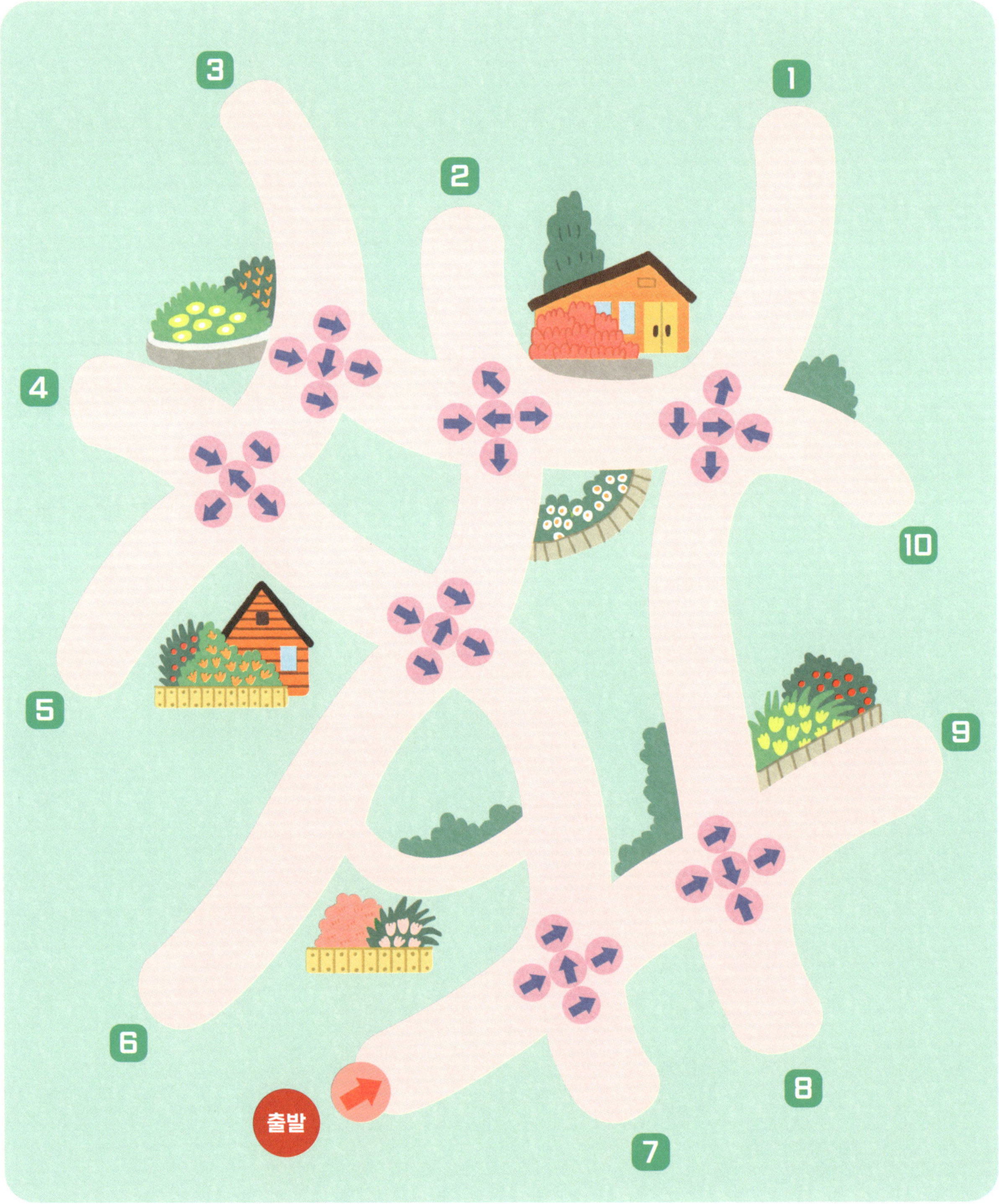

낱말 만들기

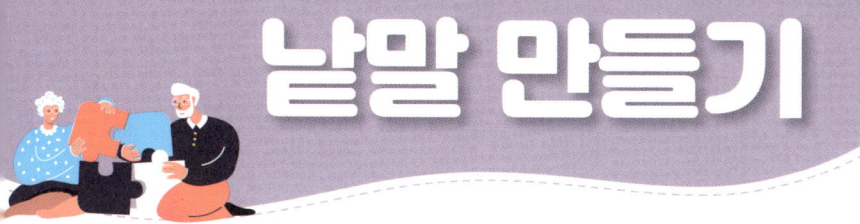

📋 보기 와 같이 왼쪽에 있는 낱자로 뜻이 있는 낱말을 만들어 보세요.

보기

ㅂ ㅂ ㅏ → 밥

ㅈ ㅏ ㅣ
ㅂ ㄴ

→

힌트 : 액세서리

ㅏ ㄴ ㄷ
ㅗ ㅅ

→

힌트 : 악기

낱말 만들기

왼쪽에 있는 낱자로 뜻이 있는 낱말을 만들어 보세요.

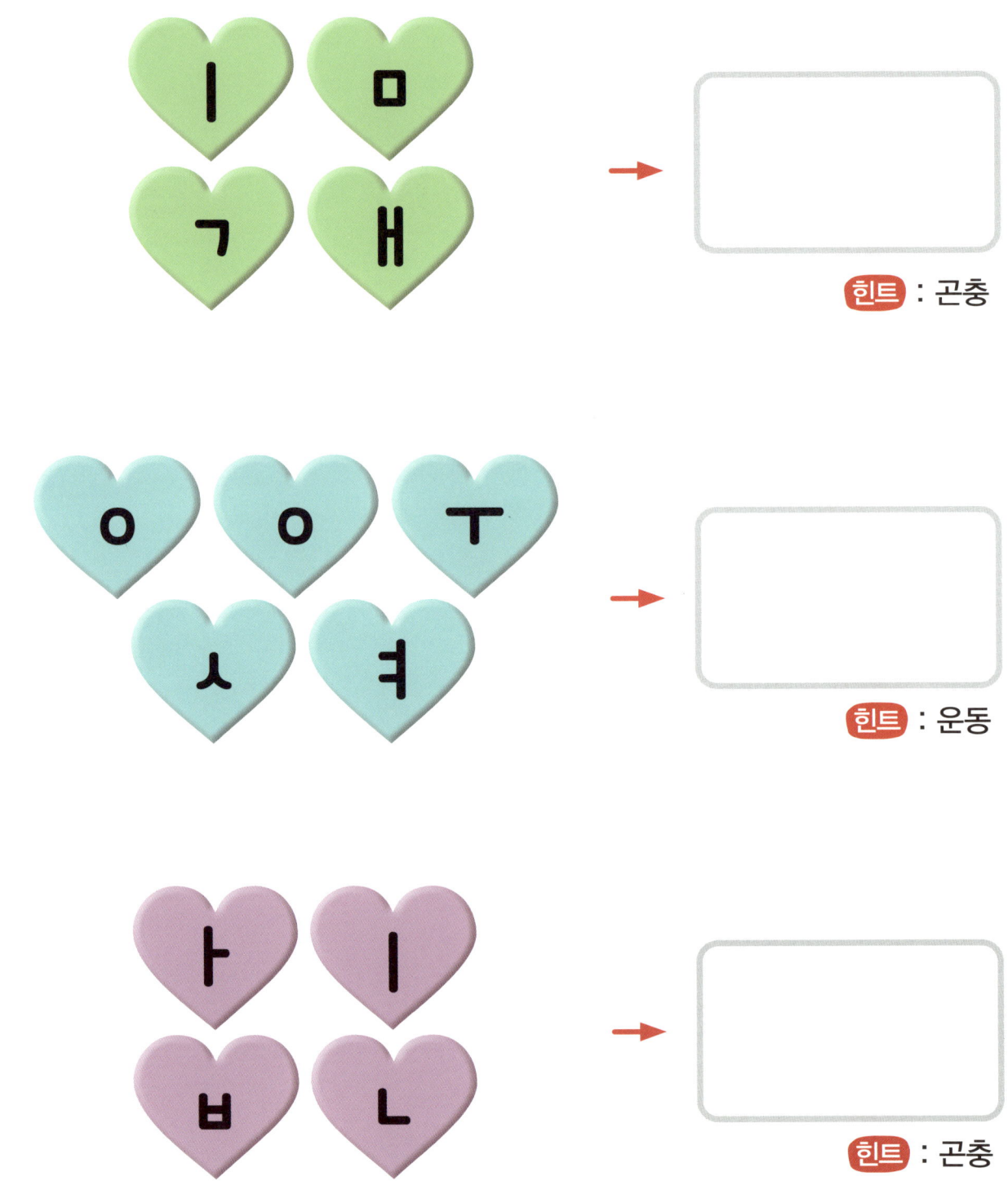

힌트 : 곤충

힌트 : 운동

힌트 : 곤충

따라 쓰기

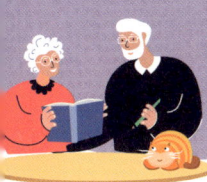

두 가지 일을 동시에 하는 문항입니다. 왼쪽의 숫자를 소리 내어 읽으면서 빈칸에 주어진 글자를 써 보세요.

따라 읽으세요.	따라 써 보세요.	
1	쌀	
2	밀	
3	조	
4	팥	
5	콩	

따라 쓰기

두 가지 일을 동시에 하는 문항입니다. 왼쪽의 숫자를 소리 내어 읽으면서 빈칸에 주어진 글자를 써 보세요.

따라 읽으세요.	따라 써 보세요.
1	장미
2	백합
3	국화
4	수국
5	미역
6	산호
7	조개
8	모래
9	바다
10	해변

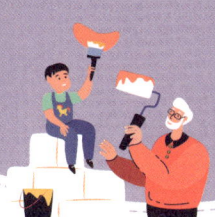

색칠하기

 보기 와 같은 방법으로 빈칸에 알맞게 색칠해 보세요.

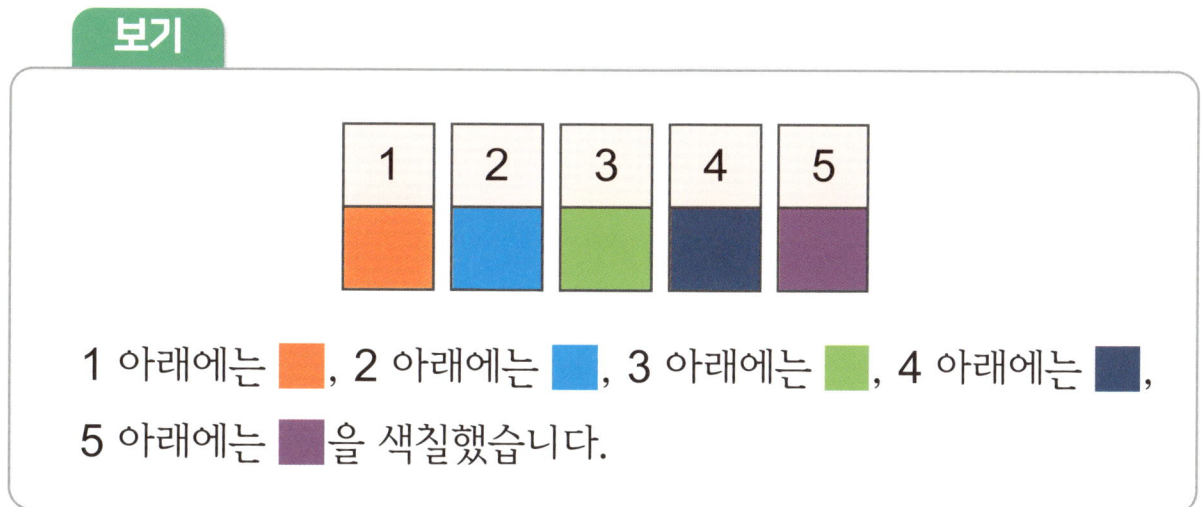

1 아래에는 🟥, 2 아래에는 🟧, 3 아래에는 🟨, 4 아래에는 🟩,
5 아래에는 🟦을 색칠해 보세요.

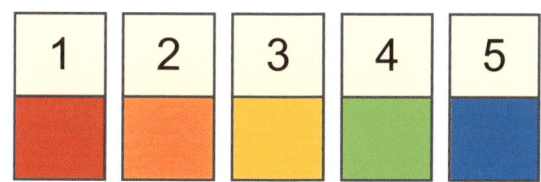

2	4	1	3	5	4	1	2	3	5
4	2	3	5	1	5	3	2	4	1

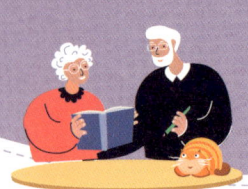

따라서 그리기

 보기 와 같이 빈칸에 들어갈 모양을 알맞게 그려 보세요.

> **보기**
>
> | 1 | 2 | 3 |
> |---|---|---|
> | △ | □ | ⊃ |
>
> | 1 | 3 | 2 | 1 | 3 | 2 | 3 | 1 | 3 | 2 |
> |---|---|---|---|---|---|---|---|---|---|
> | △ | ⊃ | □ | △ | ⊃ | □ | ⊃ | △ | ⊃ | □ |
>
> 1 아래에는 △, 2 아래에는 □, 3 아래에는 ⊃를 그렸습니다.

1 아래에는 △, 2 아래에는 □, 3 아래에는 ⊃를 그려보세요.

1	2	3
△	□	⊃

2	3	1	3	1	2	3	1	3	2
1	2	3	2	1	3	2	3	1	2

길 따라가기

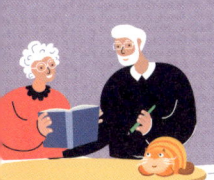

🧠 용섭 씨는 목동역에서 출발하여 종각역에 가려고 합니다. 용섭 씨가 가야 하는 길을 노선도에 그려 보고 다음 물음에 답하세요.

역이름	출발역	환승역	환승역	도착역
	목동(5호선)	영등포구청(2호선)	시청(1호선)	종각(1호선)

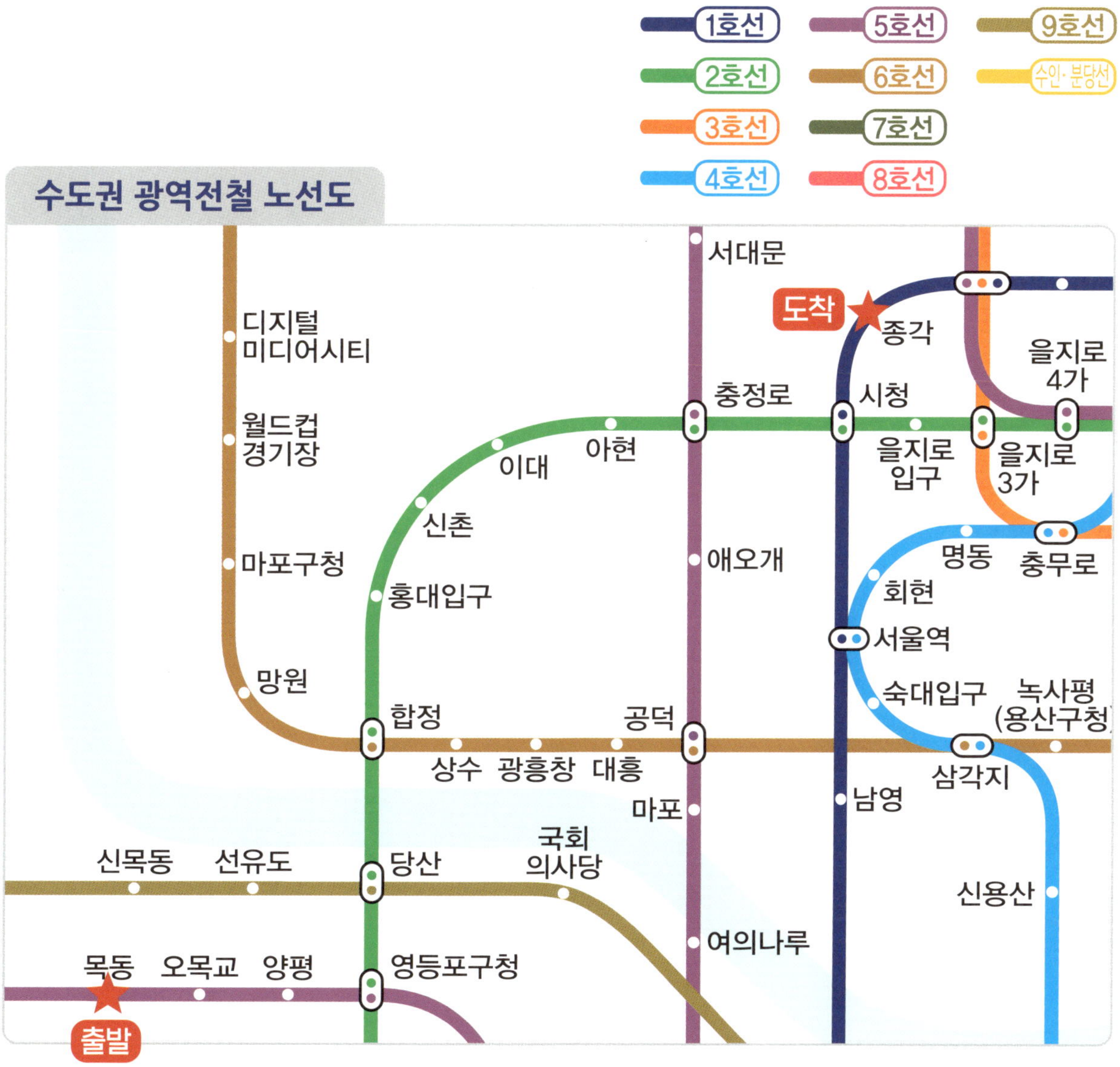

목동역에서 종각역 사이에는 모두 몇 개의 정거장이 있습니까?

( )개

모양 찾기

다음 그림에는 다양한 모양이 그려져 있습니다. 다음 그림에서 🏆 모양은 몇 개입니까? ( )개

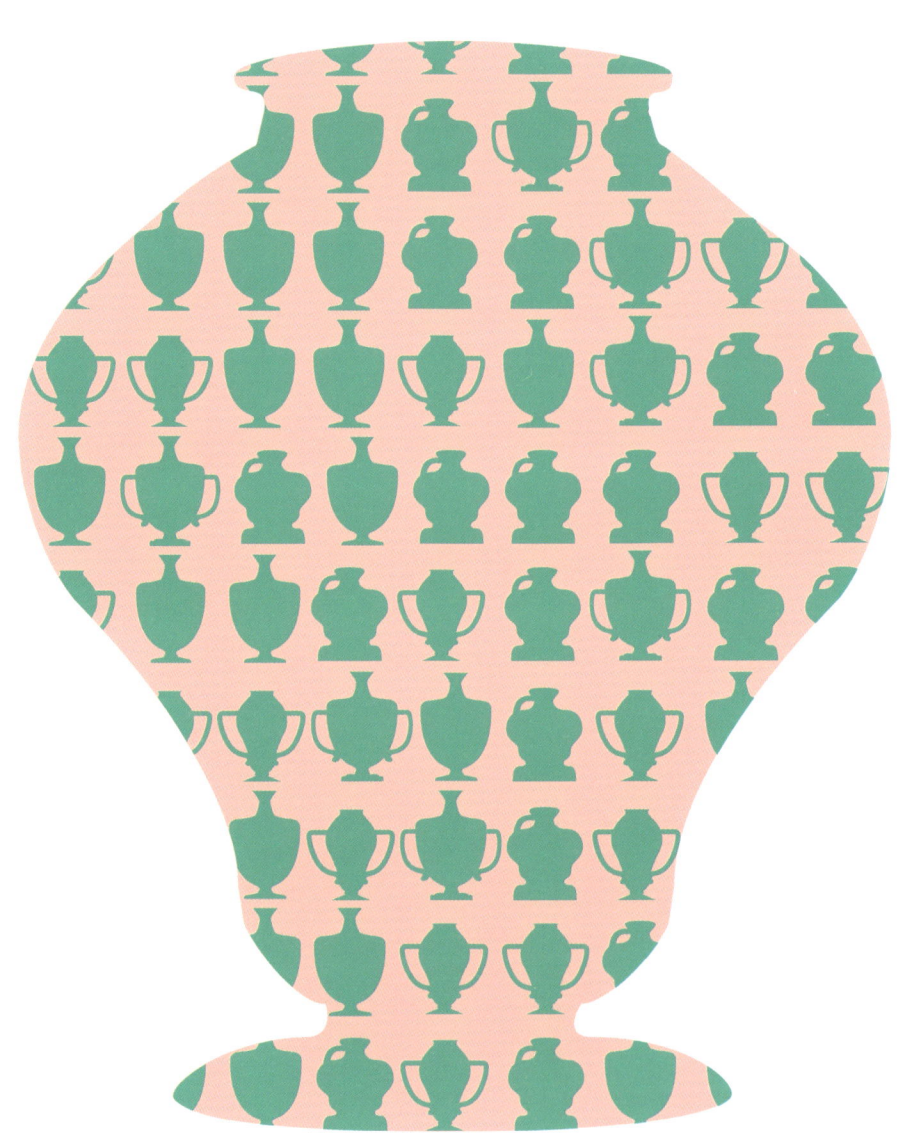

단어 찾기

다음은 전래동화 '바리데기 공주 이야기'의 일부입니다. 이야기를 읽고, '바리공주'라는 단어가 몇 번 나오는지 세어 보세요.

(   )번

바리공주는 어비 대왕과 길대 부인의 일곱째 딸이었습니다. 어비 대왕은 길대 부인이 계속 딸만 낳자 바리공주를 버리라고 합니다. 길대 부인이 이름이라도 지어서 보내자고 해서 공주의 이름을 '바리데기'라고 지어 주었습니다.

그러던 어느 날 어비 대왕은 갑자기 원인 모를 병에 걸려 오늘 내일을 기약하지 못하는 처지에 이르렀습니다. 서천 서역국에 있는 약수와 불사약을 가져다 먹으면 건강을 되찾을 수 있다고 하였지만, 어느 누구도 핑계만 댈 뿐 살아 돌아오기 어렵다는 서역국에 가려고 하지 않습니다.

이에 어릴 때 버린 일곱 번째 딸인 바리공주를 찾아 궁궐로 데리고 옵니다. 궁궐로 돌아온 바리공주는 아버지인 어비 대왕의 생명이 위중함을 알고, 자진해서 서천 서역국으로 약을 구하러 가겠다고 말합니다. 길대 부인 등이 만류하나, 기어코 서천 서역국을 향해 떠나게 되는데, 갖은 고생 끝에 서천 서역국에 도착하니 그곳에는 무시무시한 무장승이 있어, 아이 일곱을 낳아 주면 약물을 주겠다고 합니다.

바리데기가 아이 일곱을 낳으니 무장승이 약수와 뼈살이 꽃, 피살이 꽃, 살살이 꽃을 주어 보냅니다. 바리데기가 천신만고 끝에 약을 구해 돌아오니, 어비 대왕은 이미 세상을 떠나 장례 준비를 하고 있습니다. 바리공주가 뼈살이 꽃, 피살이 꽃, 살살이 꽃을 문지르고, 약수를 뿌리니, 죽었던 어비 대왕이 다시 살아나게 됩니다. 어비 대왕이 숨을 토하고 일어나 바리공주를 보며 크게 기뻐하니, 길대 부인 또한 기쁨을 감추지 못합니다.

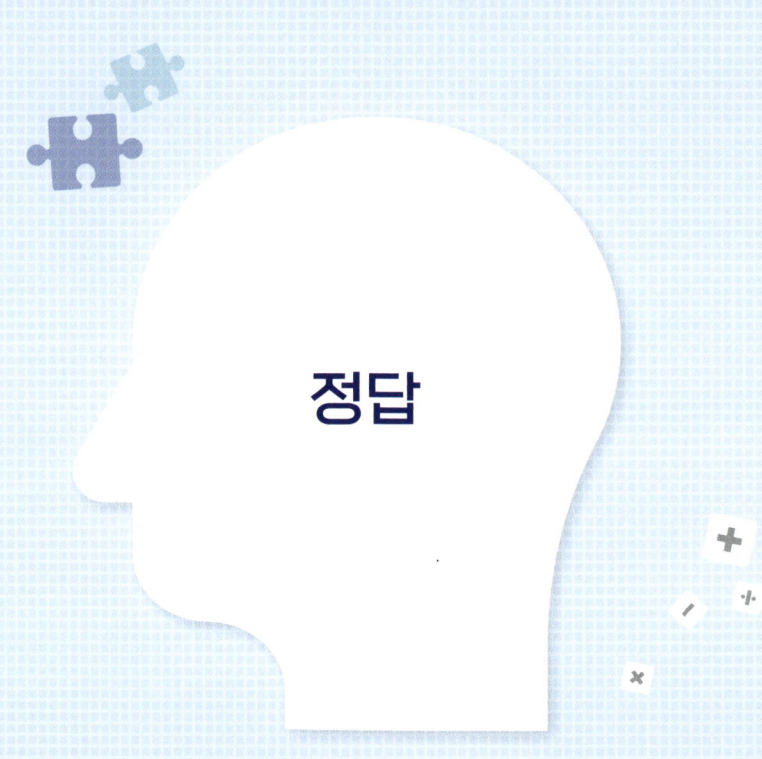

정답

페이지	답
7	9
8	6
9	2
10	1
11	2
14	2486
15	
16	2486
18	은박지, 쓰레기봉투
19	

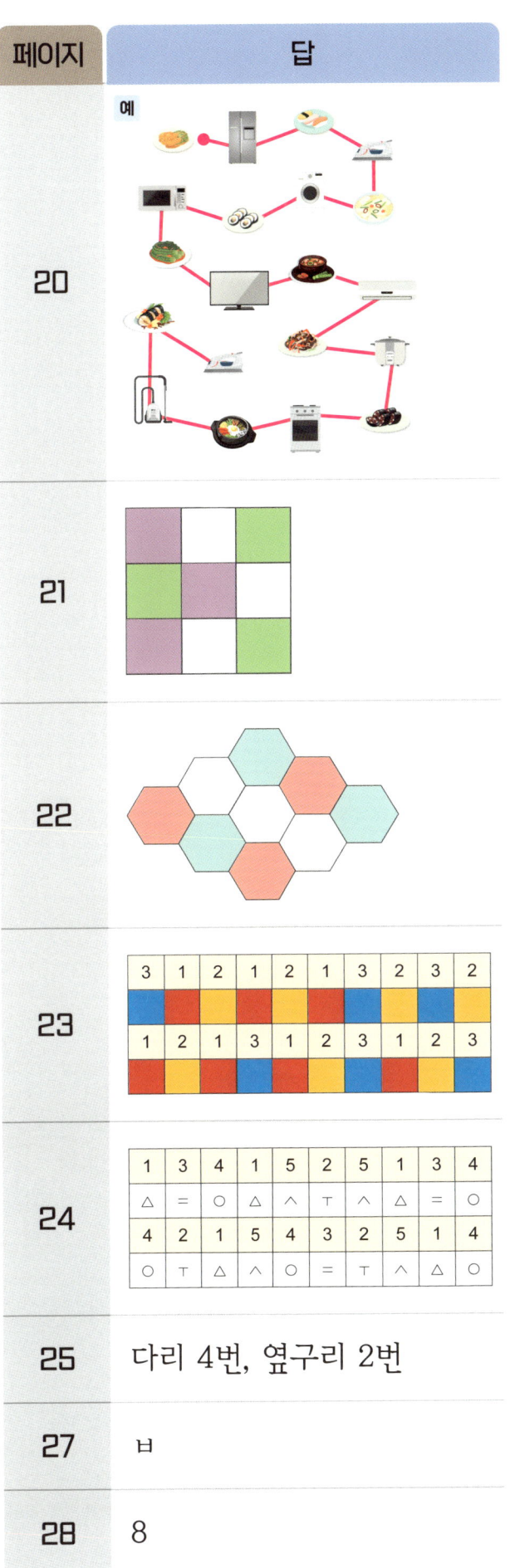

페이지	답
20	
21	
22	
23	
24	
25	다리 4번, 옆구리 2번
27	ㅂ
28	8

페이지	답
30	3578
31	(키패드 그림: 3→7→8)
32	3578
34	낚시, 등산
35	식 35-16, 답 19권
36	2
37	3
38	1
41	10
42	10
43	2
44	3
49	♥ 4개, ♦ 5개
50	❄ 13개, ◎ 15개
52	1475
53	(키패드 그림: 1→4→7→5)

페이지	답
54	1475
55	3
58	노란색, 초록색
59	1
60	4
61	예 (그림)
62	예 (그림)
63	커피, 파리
64	버스, 초가집, 계산기
65	(색칠 표)

110

페이지	답
66	<table><tr><td>2</td><td>1</td><td>2</td><td>1</td><td>3</td><td>1</td><td>3</td><td>2</td><td>3</td><td>2</td></tr><tr><td>+</td><td>◇</td><td>+</td><td>◇</td><td>○</td><td>◇</td><td>○</td><td>+</td><td>○</td><td>+</td></tr><tr><td>3</td><td>2</td><td>1</td><td>2</td><td>3</td><td>1</td><td>3</td><td>2</td><td>1</td><td>3</td></tr><tr><td>○</td><td>+</td><td>◇</td><td>+</td><td>○</td><td>◇</td><td>○</td><td>+</td><td>◇</td><td>○</td></tr></table>
67	5
69	2
70	3
71	6
72	4
74	고춧가루, 낙지, 파
76	고춧가루, 낙지, 파
78	1, 4
79	2

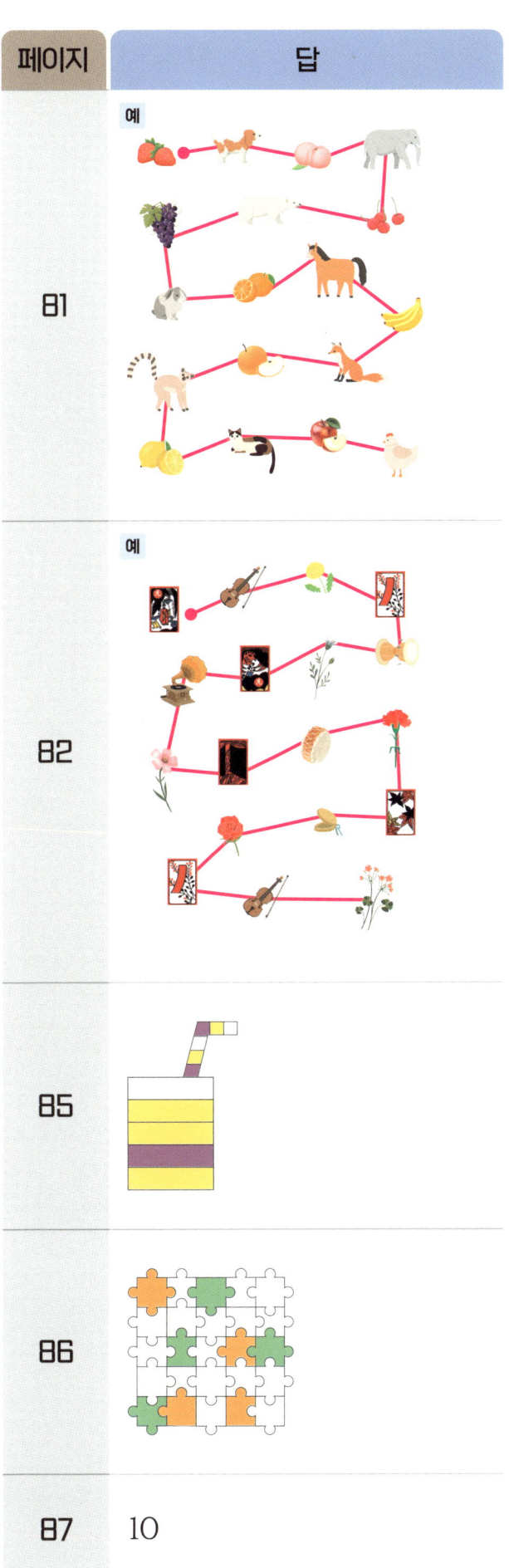

페이지	답
90	물, 모자, 지팡이
92	물, 모자, 지팡이
94	4
95	3
96	1
97	3
98	4
99	반지, 단소
100	개미, 수영, 나비
103	<table><tr><td>2</td><td>4</td><td>1</td><td>3</td><td>5</td><td>4</td><td>1</td><td>2</td><td>3</td><td>5</td></tr><tr><td colspan="10"></td></tr><tr><td>4</td><td>2</td><td>3</td><td>5</td><td>1</td><td>5</td><td>3</td><td>2</td><td>4</td><td>1</td></tr></table>
104	<table><tr><td>2</td><td>3</td><td>1</td><td>3</td><td>1</td><td>2</td><td>3</td><td>1</td><td>3</td><td>2</td></tr><tr><td>□</td><td>⊃</td><td>△</td><td>⊃</td><td>△</td><td>□</td><td>⊃</td><td>△</td><td>⊃</td><td>□</td></tr><tr><td>1</td><td>2</td><td>3</td><td>2</td><td>1</td><td>3</td><td>2</td><td>3</td><td>1</td><td>2</td></tr><tr><td>△</td><td>□</td><td>⊃</td><td>□</td><td>△</td><td>⊃</td><td>□</td><td>⊃</td><td>△</td><td>□</td></tr></table>
105	11
106	7
107	6